Inhalt

Vorwort zur ersten Auflage

Es herrscht eine gute Stimmung in der Kirche im Süd-schwarzwald. Weit über fünfhundert junge Menschen sind zusammengekommen, um ein Konzert mit anschließender biblischer Verkündigung zu hören. Bevor ich zu den jungen Leuten spreche, tritt eine bekannte Musikgruppe aus der Schweiz auf.

Sie spielen fantastisch, und das bedeutet – dem gegenwärtigen Musikgeschmack entsprechend – sehr laut und rhythmisch; fünfundvierzig Minuten haben sie Zeit, dann bin ich dran.

Von meinem Platz aus – direkt hinter dem Altar – kann ich die jungen Menschen beobachten. Hingerissen klatschen sie im Rhythmus der Musik. Es ist schon faszinierend, was ein paar junge Musiker hier zuwege bringen. Nur mir selbst wird es immer banger ums Herz. Wird es möglich sein, nach einem so impulsiven Start einen nüchternen Vortrag zu halten und mit der Bibel zu arbeiten?

Und dann stehe ich vorne, will beginnen und sehe die hin- und hergerissenen jungen Menschen vor mir. Schlagartig wird mir klar, daß es jetzt falsch wäre, in „klassischer" Weise das Bibelwort zu lesen, zu predigen und darauf zu hoffen, daß sich die Aufmerksamkeit, verbunden mit Ruhe und Konzentration, schon irgendwann von selber einstellen wird. So kommt mir spontan der Gedanke, ob ich nicht auch bei einer so großen Menge von Leuten etwas einüben könnte, das ich in vielen Entspannungskursen der Psychotherapie gelernt habe.

Entspannung – ganz praktisch

„Macht ihr mit bei ein paar Entspannungsübungen?" frage ich meine Zuhörer. Begeistert sind sie bei der Sache. Fünf Minuten lang atmen wir dann in einem vorgegebenen Rhythmus und üben progressive Muskelentspannung. Anschließend sitzen über fünfhundert aufmerksame, konzentriert mitdenkende junge Leute vor mir, bereit, die Bibel zu studieren.

Dieses Erlebnis im Südschwarzwald hat mich nie mehr ganz losgelassen. Ich frage mich, ob wir nicht auf dem Gebiet der Entspannungsübungen manches nachholen müssen.

Was hat die Tradition des Pietismus hier beizusteuern? Die Ausbeute ist gering. Ein profunder Kenner des schwäbischen Pietismus, Prälat Rolf Scheffbuch, sagte mir:

Wenig Literatur zur Entspannung

„Für unsere schwäbischen Väter war der Müßiggang eine größere geistliche Gefahr als das Arbeiten." Er zitierte den Stuttgarter Pfarrer und Seelsorger Reinhold Haug, der die Konfirmanden über das Württembergische Konfirmationsbüchlein hinaus auswendiglernen ließ: „Schaffen und Streben ist Gottes Gebot: Arbeit ist Leben, Nichtstun der Tod."

So haben die Väter des Pietismus zum Thema Entspannung wenig beizutragen – abgesehen von August Hermann Francke, der eine kleine Abhandlung „Von der Pflege des Leibes und der Ruhe" und „Von der Arbeit" schrieb, oder manchen Liedversen und Gebeten Gerhard Tersteegens, die dieser neben seiner praktischen Arbeit als Bandweber verfaßte.

A.H. Francke

G. Tersteegen

Wenn ich bereits im Vorwort zusammenfassen darf, was mir selbst bei der Bearbeitung dieses Themas wichtig geworden ist, so kann ich dies in wenigen Sätzen beschreiben:

In der Bibel hat „Ruhe" zumeist eine andere Qualität und beschreibt auch eine andere Wirklichkeit als „Entspannung". Die Menschen jener Tage lebten – wesentlich ausgeprägter, als dies heute der Fall ist – in einem bestimmten Rhythmus von Arbeit und Ruhe. Durch den fest vorgegebenen Ablauf der Sonntage mit ihren Namen war man in das Kirchenjahr eingebunden. Sicher und überschaubar konnte man sein Leben führen.

Arbeit und Ruhe

Heute fehlt uns dieser Rhythmus weitgehend. Man will sich möglichst wenig festlegen und bleibt in seinen Aussagen (oft auch bei den Terminen) unverbindlich und unsicher. Wo sind die immer wiederkehrenden Rhythmen?

Es hilft uns jedoch nicht weiter, wenn wir nur die heutige Zeit für unsere Streßerscheinungen verantwortlich machen und von der guten alten Zeit träumen. Wir leben im „hier und jetzt". Von unseren Vätern können wir jedoch mit Sicherheit lernen, wie sie ihr Leben gliederten, ohne das Rad der Geschichte zurückzudrehen. Wir müssen wieder einen Rhythmus in unser Leben bringen, damit Entspannung zu einem natürlichen Bestandteil des Lebens wird. Dies soll die Hauptaufgabe des vorliegenden Buches sein.

Lebensrhythmus

Sie werden sich viele Erkenntnisse und Methoden aneignen können, wenn Sie die nachfolgenden Zeilen studieren. Vielleicht bringt Sie diese Vielfalt sogar in neuen Streß hinein – genau das, was wir gerade verhindern wollten …

Dann bedenken Sie bitte: Jeder muß seine eigene Art der Entspannung finden. Es kann sein, daß nur *eine* Methode für Sie brauchbar ist.

Jeder muß seine Form der Entspannung finden

So hoffe ich, daß die folgenden Kapitel für Sie eine Hilfe sein können. Ich möchte Sie einstimmen durch den Liedvers eines der „Stillen" im Lande (Michael Hahn):

Mein Reich ist nicht Essen, Trinken,
nicht sich quälen, nicht sich kränken.
Gib mir, Herr, Gelassenheit!
Laß mich aus der Unruh sinken,
Dir mein ganzes Herz zu schenken,
daß ich gänzlich werd' befreit!

Soll ich mir mit vielen Sachen
nur viel Qual und Unruh machen?
Nein, mein Gott, das ist nicht not!
Glaubensmut mag überwinden
und die wahre Ruhe finden
hier im Leben und im Tod!

Vorwort zur dritten Auflage

Eine große Zahl von Lesern hat sich für das Buch bedankt und von vielen Seiten habe ich auch Anregungen für kleinere Veränderungen erhalten. Soweit es möglich war, habe ich diese in die neue Auflage eingebaut.

„Sie nehmen die Tradition meines großen Kollegen Alfred Lechler auf … und führen mit den praktischen Anleitungen weit über das von Lechler Gesagte hinaus". Diese Aussage eines erfahrenen Mediziners und Christen hat Mut für eine Neuauflage gemacht.

Es gab natürlich auch Kritik. Insbesondere zu den Passagen des Autogenen Trainings. Ich möchte diesen Buchteil dennoch beibehalten. Es ist eine der möglichen Entspannungsformen und sie kann, entgegen vieler anderer Meinungen, auch von Christen gebraucht werden. Ein junger Christ sagte mir neulich, daß er wohl nicht mehr leben würde, wenn er nicht diese Anregungen zur Entspannung gefunden hätte.

Ich möchte alle Leser, die Sorgen um mögliche Gefährdungen haben, bitten, das Buch unbedingt von vorne her durchzuarbeiten, um nicht zu vorschnellen Urteilen zu kommen.

Michael Dieterich   Frühjahr 1990

Einleitung:
Wir brauchen Entspannung

In einer Zeit wie heute, in der die Menschen immer stärker von Umweltreizen überflutet und gesundheitlich gefährdet werden, in einer Zeit, in der fast jeder Tag genau durchgeplant und strukturiert ist, in der viele Christen sogar die Gebetszeiten als feste Pflichtübung eingeplant haben, ist es besonders notwendig, zur Ruhe, zur Stille, zu einer schöpferischen Pause zu kommen.

Einfach mal
die Hände in
den Schoß
legen

„Man sollte einfach hin und wieder mal die Hände in den Schoß legen und gar nichts tun …", so raten die einen, „sich fallen lassen wie ein Kind", empfehlen die anderen.

Aber das ist leichter gesagt als getan. Und so kommt es, daß wir aus Streß und Hektik heraus wichtige Gespräche führen, Entscheidungen fällen, unsere Kinder erziehen, ja daß wir uns gar im Streß aufmachen, Gott zu begegnen – sollen wir jetzt auch noch unter Streß Entspannung planen?

Die moderne Technik ermöglicht uns ein breiteres Freizeitangebot, als es dies jemals in der Geschichte der Menschheit gegeben hat. Unsere „Entspannungsmöglichkeiten" sind heute wesentlich umfangreicher als die der Könige und Kaiser der Vergangenheit. Auf Knopfdruck sehen wir Filme, hören Musik, können am Abend ein Ticket im Reisebüro buchen und am anderen Morgen in einen fernen Kontinent fliegen …

Mehr Freizeit – mehr
Verspannung?

Immer mehr Freizeit, ein immer breiteres Angebot an Zerstreuung – hat uns dies wirklich Freiheit gebracht? Sind nicht die meisten Menschen unserer Tage eher unfähig zu wirklicher Muße? Wer hat denn noch Zeit, mitten am Tag Stille zu finden?

Es klingt wie Hohn, wenn man uns in dieser Situation sagt: „Du solltest auch etwas mehr zur Ruhe kommen", oder: „Gott legt nur an einer stillen Stelle seinen Anker an." Tatsächlich fällt es schwer, solche Ratschläge anzunehmen. Noch schwerer ist es, sie zu verwirklichen. Über Entspannung kann man eben nicht per Knopfdruck verfügen. Man muß diesen Zustand ganz neu lernen, so wie man Lesen, Schreiben oder Autofahren gelernt hat. Und: Lernen braucht seine Zeit!

Entspannung muß
man lernen

8

Auf alle Fälle ist es für Christen richtig, wenn sie zu den Quellen der Stille gehen und, vom Vertrauen auf Jesus Christus gegründet, Entspannung suchen. „Unser Herz ist unruhig in uns, bis es Ruhe findet in dir", sagt der Kirchenvater Augustinus, und Meister Eckhart beschreibt Entspannung als „wo Gott wohnt".

Es gibt viele Wege, Entspannung zu lernen. Man kann dies von außen her tun, indem man sich erprobte Entspannungstechniken aneignet. – Besser aber wird es sein, wenn eine innere geistliche Entspannung hinzukommt.

„Wir brauchen Entspannung" war der Titel eines immer wieder neu aufgelegten Büchleins von Dr. Alfred Lechler, das er in den fünfziger Jahren geschrieben hat. Lechler war publizistisch rege und hat mit seinen Büchern „Hilfe für Gemütskranke", „Seelische Erkrankungen und ihre Heilung", „Leg deine Nerven in Gottes Hand", „Frei von Angst" usw. vielen Menschen geholfen. Die meisten dieser Bücher sind heute vergriffen. Es hat sich aber auch im zeitlichen Bezugsrahmen so viel geändert, daß es dem Verlag wichtig erschien, ein neues, umfangreicheres und den gegenwärtigen Umständen entsprechendes Buch zur Entspannung zu veröffentlichen.

Konnte man es sich vor zwanzig Jahren noch leisten, von der Ebene des „wissenden Ratgebers" aus für die Leser zu schreiben, so hat sich heutzutage ein bedeutsamer Wandel vollzogen. Eine neue Generation ist herangewachsen, Menschen, die Zusammenhänge kennen möchten, Hintergründe auszuloten versuchen und die deshalb ein „Rezeptbuch" kaum mehr akzeptieren werden.

Entspannung ist nötig, das bestreitet keiner. Streß, Hektik und daraus resultierende körperliche und seelische Verspannungen haben in den vergangenen Jahren überdurchschnittlich stark zugenommen. Obwohl insgesamt gesehen die tägliche Arbeitszeit in der Bundesrepublik verringert wurde (beim durchschnittlichen Werktätigen liegt sie deutlich unter 40 Stunden in der Woche), sind die Menschen nicht weniger eingespannt.

Auch an den Christen ist diese Entwicklung nicht spurlos vorübergegangen. Geistliche reden vom Streß der Seelsorge, vom Streß der Predigtvorbereitung oder der Hausbesuche. Aktive Gemeindeglieder stöhnen oft über die vielen Termine – seien es nun Gottesdienste, Chorstunden, Bibelkreise oder missionarische Einsätze. Die wachsende Zahl der psychischen Krankheiten, gerade auch bei Christen, kann sicher auch auf die Hektik unserer Tage, die Doppelbelastung in Beruf und Gemeinde zurückgeführt werden.

Doppelbelastung Gemeinde und Beruf

So gesehen können wir das, was Alfred Lechler bereits in den fünfziger Jahren forderte, heute mit noch größerem Nachdruck bestätigen: Wir brauchen Entspannung!

Wir brauchen Entspannung!

Hatte er in seiner damaligen Publikation zur Klärung des Sachverhaltes den ausformulierten Dialog zwischen Arzt und Patient eingesetzt, so ist es meines Erachtens heutzutage mehr denn je notwendig, den Leser zur Eigenverantwortung für seinen Entspannungszustand zu aktivieren. Man kann den streßgeplagten Menschen unserer Tage kaum noch von der Seite des Therapeuten oder des Seelsorgers her belehren. Vielmehr muß man ihm Hilfsmittel anbieten, die die Hintergründe der Verspannungen aufzeigen. Gleichzeitig muß er in die Lage versetzt werden, auf einer solchen Diagnose aufbauend, eine konsequent durchführbare „Selbsttherapie" einzuleiten.

Eigenverantwortung

Die wissenschaftlichen Erkenntnisse zur Entspannung haben sich in den letzten Jahrzehnten weiter entwickelt. Immer neue Therapieverfahren werden eingesetzt: Gesprächstherapie, Transaktionsanalyse, Verhaltenstherapie, Rational-Emotive Therapie, Logotherapie, um nur einige der moderneren Therapieformen zu nennen. Insbesondere für den therapeutischen Prozeß in der Verhaltenstherapie sind gezielt eingesetzte Entspannungsübungen unabdingbar. Sie gehören deshalb zum „Handwerkszeug", beispielsweise wenn es darum geht, eine „systematische Desensibilisierung" durchzuführen, um Migräneschmerzen zu verringern.

Neue Möglichkeiten

Auch zur Beschreibung der menschlichen Persönlichkeit löst man sich zunehmend von den älteren „Charakterologien", die Lechler verwendet hatte. So sprechen wir heute nicht mehr vom „Sanguiniker", „Choleriker", „Phlegmatiker" und „Melancholiker" und damit von vier typischen Charakteren, bei denen der eine mehr, der andere weniger zu „Verspannung" neigt, sondern gehen davon aus, daß zur Beschreibung der Persönlichkeit eine größere Zahl von Wesenszügen zur Verfügung steht, die verschieden stark ausgeprägt sind und in der Zusammen-

Die Persönlichkeit muß differenzierter beschrieben werden

schau ein Profil ergeben, das mehr oder weniger stark schwanken kann.

Auf solchen Erkenntnissen baut das Konzept des vorliegenden Buches auf: Zum einen soll versucht werden, den gegenwärtigen Stand der Wissenschaft zur „Entspannung" in möglichst allgemeinverständlicher Form darzustellen. Der Leser wird dadurch die Hintergründe seines Verspannungszustandes erkennen können. Zum anderen werden eine ganze Reihe von praktischen Anregungen und Entspannungsübungen so ausführlich beschrieben, daß sie ohne besondere Hilfsmittel nachvollziehbar sind. Das Buch ist in vier große Abschnitte eingeteilt:

Im ersten Teil werden allgemeine Grundlagen zur Entstehung von Streß und Verspannung beschrieben. Der Leser erhält die Möglichkeit, den eigenen Zustand testartig einzuschätzen. Anschließend wird eine Hypothese vorgestellt, die gegenwärtig in Fachkreisen diskutiert wird. Sie geht davon aus, daß die verschiedenartigen Entspannungstechniken in ihren Folgen gleichwertig sind.

Im zweiten Teil werden die biblischen Hintergründe zur Entspannung ausgelotet. Hier hat mich W. Veeser beraten, wofür ich ihm recht herzlich danke. Darüber hinaus soll in diesem Kapitel auf die in unserem Kulturkreis kaum mehr bekannten Übungen zur Meditation und Kontemplation der Mystiker und Glaubensväter eingegangen und diese auch auszugsweise beschrieben werden.

Eine Reihe von christlichen Kommunitäten hat den alten Brauch der Väter wiederaufgenommen und zeigt zeitgemäße Wege, um Stille und Einkehr zu finden. Einige Beispiele hierzu schließen das zweite Kapitel ab.

Im dritten Teil wird zunächst geklärt, inwieweit eine Grenze zwischen „Ideologie" und „Handwerkszeug" gezogen werden kann. Es folgen Hilfestellungen zur Entspannung aus der Psychotherapie. Hierzu gehört die Ordnung des Handelns und der Gedanken, die progressive Muskelentspannung und die Entspannung mit Musik und Bildern.

Weil ich in nahezu jedem Vortrag nach dem „Autogenen Training" gefragt werde und auch von vielen Christen weiß, die hiermit gute Erfolge hatten, habe ich zwei autosuggestive Entspannungstechniken in das dritte Kapitel aufgenommen. Es ist m.E. auch für Christen möglich, mit solchen Verfahren zu arbeiten – wenn auch nicht unbedingt notwendig, weil es ja viele andere Möglichkeiten gibt, sich zu entspannen.

Transzendentale Meditation und Yoga sollen nicht durchgeführt werden

Nicht behandelt werden Übungen aus der Transzendentalen Meditation und Yoga. Ich bin der Meinung, daß diese Entspannungsübungen so eng mit der Weltanschauung verbunden sind, daß keine Trennung möglich ist. Der religiöse Überbau bestimmt hier ganz wesentlich die Methode, so daß ich als Christ vor solchen Entspannungsübungen warnen möchte.

Abschließend werden im vierten Kapitel Möglichkeiten zur Überwindung von Schlafstörungen angesprochen und eine ganze Reihe von Lösungsmöglichkeiten vorgestellt.

Entspannungsübungen nicht mit der „Stillen Zeit" verwechseln

Es muß abschließend noch betont werden, daß Entspannung und Entspannungsübungen nicht mit der täglichen „Stillen Zeit", d.h. mit Bibellese und Gebet, zu verwechseln sind. Auch Meditationsübungen mit Texten aus der Bibel können Gebet und Bibellese nicht ersetzen. Darum möchte ich dem Titel dieses Buches „Wir brauchen Entspannung" vorausstellen: Vor der Entspannung brauchen wir die ständige Begegnung mit unserem Herrn Jesus Christus.

1. Allgemeine Grundlagen zur Entspannung

Eine alte medizinische Erkenntnis lautet: „Zuerst diagnostizieren und danach therapieren". Dies gilt auch für unser Ziel, Entspannung zu finden. So soll im ersten Teil dieses Kapitels genauer beschrieben werden, was Verspannungen eigentlich sind, wie sie entstehen, in welchem Zusammenhang sie als Streßerscheinung behandelt werden können. Erst im zweiten Teil schließen sich einige Überlegungen zur Streßreduzierung bzw. zur Entspannung an, die in den nachfolgenden Kapiteln dann so ausführlich beschrieben werden, daß der Leser sie praktisch umsetzen kann.

Diagnose kommt vor Therapie

1.1 Wie entsteht Streß?

Ist Streß nicht nur eine Modeerscheinung? Reden wir nicht immer dann vom „täglichen Streß", wenn wir gerade keine Zeit für andere Menschen haben wollen? Diesen Eindruck könnte man oft gewinnen, wenn Mitarbeiter sich vor notwendigen Aufgaben drücken wollen. Aber es gibt auch echten Streß, und in aller Regel zeigen sich seine Auswirkungen nicht sofort.

Die folgenden Feststellungen sollen ein kleiner „Vortest" zur Diagnose sein: Es könnte sein, daß Sie sich selbst (und vielleicht auch Ihre Familienangehörigen) als unruhig, nervös, reizbar, ängstlich, ja sogar als deprimiert beschreiben. Vielleicht haben Sie keinen Appetit mehr, können nicht einschlafen, leiden unter Alpträumen, Erschöpfung, Ungeduld, gestörter Konzentration und Gedächtnisschwäche. Zunehmend ziehen Sie sich von den Mitmenschen zurück, greifen zu Alkohol und Medikamenten, um wenigstens für kurze Zeit zu entspannen. Die Sexualität läßt nach, und Sie bringen gegen Krankheiten kaum noch Widerstandskräfte auf. Herzklopfen, steigender Blutdruck, aufgesprungene Lippen und trockener Mund, all dies sind Warnsignale des Körpers, daß Sie vor

Sind Sie gestreßt?

Problemen stehen. Es ist Zeit, etwas dagegen zu unternehmen.

Auch im geistlichen Bereich zeigen sich Überlastungserscheinungen. Nur schwer kann man sich auf die Bibellese konzentrieren, Gebete werden eher mechanisch abgehakt, Predigten kritisiert, der Wunsch nach Gemeinschaft läßt nach, „wichtige und unverschiebbare Termine" erhalten Vorrang vor regelmäßigen Gemeindeveranstaltungen ...

Erregung oder Anspannung sind Signale, die unser Körper aussendet. Sie müssen jedoch nicht stressend und auch nicht unbedingt gesundheitsschädigend sein. Sportler, die sich auf einen Wettkampf vorbereiten, Kandidaten vor einer Prüfung, Redner vor einem Vortrag oder einer Bibelstunde, Skiläufer vor der Abfahrt – sie alle zeigen ein ganz ähnliches Körperverhalten wie Menschen, die gerade einen sich negativ auswirkenden Streß durchleben.

Streß ist demnach mehr als nur das Durchleben eines anstrengenden Ereignisses. Nicht die physiologische (körperliche) Erregung ist es, die das Ausmaß des Stresses bestimmt, sondern wie man diese Erregung wahrnimmt und wie man sich selbst bei dieser Erregung bewertet.

Ein- und dieselbe Situation („ich könnte zu einem Gesprächstermin zu spät kommen") kann darum in einem Fall deutliche Streßerscheinungen verursachen (wenn ich z. B. in einer Autokolonne steckenbleibe). In einem anderen Fall ruft sie kaum Streßreaktionen hervor (wenn ich z. B. durch eigene Anstrengungen, etwa rasches Gehen, selbst dazu beitragen kann, noch pünktlich zu kommen).

Zusammenfassend können wir festhalten, daß die Art und Weise der *individuellen Einschätzung* darüber entscheidet, ob eine Erregung zu Streß mit krankmachender Angst bzw. lähmender Furcht führt – oder aber zu der Bereitschaft, die eigenen Fähigkeiten zu beweisen. Physiologisch äußert sich das Phänomen ganz ähnlich, aber in bezug auf die Psyche ist der Unterschied groß.

In den siebziger Jahren erforschte man die Zusammenhänge zwischen Anspannung, Streß und möglichen Krankheitsfolgen. Dabei konnte man zeigen, daß beispielsweise Herzkrankheiten, Magengeschwüre, Asthma, ja sogar Krebs in enger Beziehung zu Streß auftreten können. Auch bei psychischen Störungen kann Streß einen beträchtlichen Anteil haben. Die „Erschöpfungsdepression" beispielsweise kann auftreten, wenn Menschen über längere Zeit hinweg schwierigen Aufgaben ausgesetzt sind, die sie selbst nicht bestimmen können. Die Untersuchungen haben gezeigt: Ein Mensch wird um so anfälliger für Krankheiten, je mehr streßträchtige Erlebnisse er in letzter Zeit durchgemacht hat. Offenbar besteht also eine Beziehung zwischen Streß und Krankheit. Man kann jedoch nicht von eindeutigen kausalen Zusammenhängen ausgehen. In der Praxis zeigt sich, daß beispielsweise viele Menschen auch dann krank werden, wenn sie kein belastendes Erlebnis hinter sich haben. Umgekehrt können Menschen, die gerade Schreckliches mitgemacht haben, durchaus gesund bleiben.

Eine genauere Untersuchung ergab sogar, daß sogenannte „robuste" Menschen, die davon überzeugt sind, ihre Lebensführung unter Kontrolle zu haben, die sich lebhaft für alles engagieren, was mit ihrem Privatleben und ihrem Beruf zu tun hat, und die in jeder Veränderung eine Chance zur Weiterentwicklung erblicken, unter Streß geradezu aufblühen. *Positiver Streß*

Menschen, die man eher als „sensibel" bezeichnen kann, die sich intensiv in andere einfühlen, ihre Lasten gedanklich mittragen, werden unter Streß leichter krank: das streßträchtige Ereignis muß jedoch nicht zu einem einzigen geschlossenen Krankheitsbild führen, sondern kann viele wechselnde Leiden, darunter Herzkrankheiten, Depressionen usw., auslösen.

Untersuchungen im Stockholmer Streßinstitut haben gezeigt, daß es bei der Bewältigung von Problemen eine große Rolle spielt, wie schnell wir uns nach Belastungen wieder entspannen können. Menschen, die nach Streß sehr schnell wieder zu ihrem biochemischen „Normalzustand" zurückkehrten (was anhand der Ausschüttung des Streßhormons Adrenalin nachgewiesen werden kann), waren im allgemeinen seelisch ausgeglichener und kamen mit ihrer Arbeit besser zurecht als diejenigen, die nur schwer wieder zu ihrer Normallage zurückfanden. *Können Sie sich rasch wieder entspannen?*

Der „Streß-Typus"

Die bisher genannten Erkenntnisse zur „Streß-Forschung" lassen vermuten, daß es bestimmte menschliche

Wesenszüge gibt, die eine Streßanfälligkeit begünstigen. Diese Annahme wurde in zahlreichen Versuchen bestätigt, und man stellte dabei auch fest, daß Männer im allgemeinen streßanfälliger sind als Frauen. Wir dürfen allerdings nicht nur den Streß für Verspannungen verantwortlich machen. Auch ohne Streß können wir verspannt und verkrampft sein – und davon sind Frauen nicht weniger betroffen.

Zur Streßanfälligkeit und damit zur Ermittlung des „Streß-Typus" gibt es spezielle Fragebogen. Diese gehen in einer (etwas groben) Strukturierung davon aus, daß man die Menschen – bezogen auf ihre Streßanfälligkeit – in zwei Gruppen einteilen kann. Zur Gruppe A gehören solche, die ehrgeizig und erfolgsorientiert sind, unter ständigem Zeitdruck leben und leicht aufbrausen. Sie sind sehr deutlich streßanfällig. Die B-Typen zeigen genau das gegenteilige Verhalten.

Es ließ sich deutlich nachweisen, daß die A-Typen doppelt so stark gefährdet sind, einen Herzinfarkt zu bekommen, wie die B-Typen. Weiterhin war unter den Patienten des A-Typs, die bereits einen Herzinfarkt erlitten hatten, die Gefahr einer zweiten Attacke doppelt so hoch wie bei den B-Typen. In unserem westlichen Kulturkreis gibt es, wie schon angedeutet, bei den Männern deutlich mehr A- als B-Typen.

Der im Anhang abgedruckte Fragebogen, entwickelt von Friedman und Rosenmann an der medizinischen Fakultät der Universität von Colorado, ist vorzugsweise für Männer erstellt worden. Nehmen Sie sich zur Beantwortung der Fragen genügend Zeit, und antworten Sie ganz ehrlich; notfalls fragen Sie Ihren Ehepartner oder gute Freunde, wie diese Sie einschätzen würden.

Weitere Hinweise auf Streß und Verspannung liefern psychologische Untersuchungen. Sie weisen nach, daß die Art, wie wir selbst über uns denken, unsere Stimmung und unser Verhalten steuern kann. Bei den Forschungsarbeiten zu den sogenannten „Internen und externen Kontrollüberzeugungen" („Locus of control-Konstrukt") hat Rotter gezeigt, daß diese ziemlich stabilen Persönlichkeitsdimensionen wesentlichen Einfluß auf die Art und Weise unserer Lebensbewältigung haben.

Er geht davon aus, daß wir auf ein verstärkendes Ereignis (etwa eine Belohnung) verschieden reagieren – je nachdem, welche Beziehung wir zwischen der Verstärkung und dem eigenen vorausgegangenen Verhalten herstellen. Beispielsweise können wir zu der Überzeugung gelangen, daß die Belohnung für eine Arbeit durch das eigene (z.B. fleißige) Verhalten bewirkt wurde. Dies wäre dann eine *interne Kontrollüberzeugung.* Andererseits könnten wir aber auch die Überzeugung haben, die Belohnung habe mit dem eigenen Verhalten nichts zu tun. In diesem Fall muß man davon ausgehen, daß auch fleißiges Arbeiten nicht mehr Lohn bringt, daß die Entlohnung von „Mächten" ausgeht, die außerhalb der Person liegen und auf die man keinen Einfluß hat. Eine solche Art des Denkens nennt man eine *externe Kontrollüberzeugung.*

Interne Kontrolle

Externe Kontrolle

Die beiden Denkansätze wurden in der Regel durch eine entsprechende Erziehung erworben. Je nach Ausmaß führen sie zu einem verkrampften oder verspannten Lebensstil.

Zu ähnlichen Aussagen kommt auch das Konzept der „erlernten Hilflosigkeit", das von Seligman 1975 vorgestellt wurde. Seine Theorie geht von der Beobachtung aus, daß Menschen stets einen Zusammenhang zwischen ihrem Tun und seinen Folgen suchen. Können diese Folgen durch das eigene Handeln nicht beeinflußt werden, so ist der Mensch hilflos gegenüber diesen Folgen. Wenn Ereignisse also unabhängig von der vorausgehenden Handlung auftreten, so ist das Ereignis unkontrollierbar. Tritt eine solche Erfahrung wiederholt auf, festigt sich im Menschen die Erwartung, daß er auch in Zukunft keinen Einfluß auf die Konsequenzen seines Handelns hat: Die Hilflosigkeit wurde erlernt.

Erlernte Hilflosigkeit…

Es geht nicht darum, ob tatsächlich ein Zusammenhang besteht, um erlernte Hilflosigkeit zu erfahren. Vielmehr kommt es darauf an, wie man rein subjektiv seine Erfahrungen bewertet. Diese „erlernte Hilflosigkeit" zeigt ähnliche Auswirkungen wie die erwähnte „externe Kontrollüberzeugung": Verspannung und Verkrampfung, Störungen der Motivation, des Denkens und Fühlens.

… führt zu Verspannung und Verkrampfung

Zusammenfassend kann man sagen, daß Menschen mit einer internen Kontrollüberzeugung eher als selbstbewußte, aktive und unbeirrbare Personen auftreten, die ihrer eigenen Linie treu bleiben. Menschen, die auf das Echo ihrer Umwelt achten und sich leicht von anderen beeinflussen lassen, haben eine externe Kontrollüberzeugung. Hohe Werte auf der Skala der externen Kontrollierung erreicht man beispielsweise, wenn man glaubt, daß

- die Welt schwierig ist,
- die Welt ungerecht ist,
- die Welt durch Zufall gesteuert wird,
- die Welt politisch unbeeinflußbar ist.

Solche Überzeugungen haben natürlich Einfluß auf den Lebensstil. So neigen Menschen mit einer deutlich externen Kontrollüberzeugung eher zu depressivem Verhalten. Rotter hat jedoch darauf hingewiesen, daß Depressionen nicht nur bei der externen, sondern auch bei der internen Kontrollüberzeugung auftauchen können, und zwar jeweils bei extremer Ausprägung. Bei stark externer Kontrollüberzeugung kommt es zu Depressionen, weil ich keine Einflußmöglichkeiten auf die Folgen meines Tuns sehe. Bei extrem interner Kontrollüberzeugung kommt es immer dann zu Depressionen, wenn ich mein Ziel nicht erreicht habe, also mich selbst für schuldig oder unfähig halte.

Depressionen können bei externer und interner Kontrollierung auftreten

Wenn Christen mit depressiven Verstimmungen in die biblisch-therapeutische Seelsorge kommen, ist eine Abklärung der möglichen Kontrollüberzeugungen sehr wichtig für die Therapie. Hierzu ist es sinnvoll, die beiden Extreme zu beschreiben.

Da ist der Depressive mit externer geistlicher Kontrollüberzeugung. Er hat in der Verkündigung und bei seinem Bibelstudium immer nur gehört (bzw. nur hören wollen): „Du mußt dich ganz in die Hände deines Herrn und Heilandes fallen lassen und gar nichts eigenes tun." Oder: „Sei still und warte, der Herr wird für dich streiten." Christen, die ausschließlich so denken, sind in der Gefahr, depressiv zu werden.

Aber auch das andere Extrem kann – wenn auch seltener – zu Depressionen führen. Streß ist hier geradezu vorprogrammiert. Es sind Christen, die von ihren Fähigkeiten überzeugt sind. Mutig, ja selbstbewußt gehen sie ihre Wege, können Erfolge aufweisen – doch irgendwann kommen sie an die Grenzen. Plötzlich entdecken sie, daß die Kräfte nicht mehr ausreichen, daß viele Ziele nicht mehr zu erreichen sind.

Beide Extremen können also leicht zur Verspannung, Verkrampfung, Depression führen. In der Bibel entdecken wir beide Kontrollüberzeugungen in einem ausgewogenen Verhältnis. Einseitigkeit ist demnach biblisch nicht zu begründen. Jesus selbst weist uns an: „Bittet, so wird euch gegeben; suchet, so werdet ihr finden; klopfet an, so wird euch aufgetan" (Matth. 7,7). Hier sind alle Übergänge zu finden: das Bitten, das in der Abhängigkeit der externen Kontrollüberzeugung lebt, das Suchen, das bereits eigene Aktivität verlangt, und das Anklopfen, das zum systematischen, vom Gebet begleiteten Tun auffordert, also der internen Kontrollüberzeugung entspricht.

Auch Paulus stellt die beiden Überzeugungen gemeinsam dar, wenn er schreibt: „Also, meine Lieben, wie ihr allezeit gehorsam gewesen seid, nicht allein in meiner Gegenwart, sondern jetzt noch viel mehr in meiner Abwesenheit, – schaffet, daß ihr selig werdet, mit Furcht und Zittern. Denn Gott ist's, der in euch wirkt beides, das Wollen und das Vollbringen, nach seinem Wohlgefallen" (Phil. 2,12f.).

Nachdem diagnostiziert wurde, welche Kontrollüberzeugung beim einzelnen überwiegt, ist es therapeutisch hilfreich, auf biblischem Hintergrund einen entsprechenden Ausgleich zu suchen. So sollte man dem depressiven Christen mit externer Kontrollüberzeugung klarmachen, daß er sich aufmachen darf, etwas unternehmen soll, vielleicht mit dem Motto: „Ich gehe – und vertraue darauf: Der Herr geht mit." Für ihn ist der Liedvers von A.H. Francke wichtig:

„Nun aufwärts froh den Blick gewandt
und vorwärts fest den Schritt!
Wir gehn an unsers Meisters Hand,
und unser Herr geht mit."

Wurde eine eher interne Kontrollüberzeugung diagnostiziert, so ist es für diese Christen hilfreich zu lernen, daß Beter Wundervollbringer sind, daß unser Herr gerade da stark ist, wo wir schwach sind. Ihr Liedvers könnte eine Strophe aus dem Lied von Hedwig v. Redern sein:

„Weiß ich den Weg auch nicht, du weißt ihn wohl –
das macht die Seele still und friedevoll.
Ist's doch umsonst, daß ich mich sorgend müh,
daß ängstlich schlägt mein Herz, sei's spät, sei's früh."

Wir sehen also, daß es wichtig ist, vor der Therapie eine Diagnose zu erstellen, um herauszufinden, ob und wie deutlich beim einzelnen eine externe oder interne Kontrollüberzeugung vorliegt. Am wenigsten Entspannung braucht dann wohl derjenige, der sich in der Mitte zwischen den beiden Extremen befindet.

Fragebogen im Anhang hilft bei der Diagnose

Der Fragebogen im Anhang wurde in Anlehnung an Rotter zusammengestellt. Er gibt Ihnen die Möglichkeit zu ermitteln, in welchem Bereich sich Ihre Kontrollüberzeugungen befinden. Beantworten Sie die Fragen möglichst zügig und so, wie Sie ehrlicherweise denken – nicht, wie Sie denken sollten.

1.2 Wie kommt man zur Entspannung?

Eine Gruppe von Wissenschaftlern hat in den vergangenen Jahren vier grundsätzliche Möglichkeiten gefunden, wie man sich am besten erholen, wie man mit Streß fertigwerden oder ihn gar nicht erst aufkommen lassen kann.

1. Die Hintergründe der Streßsituation erkennen

Ursachen suchen

Suchen Sie die Streßursachen, und beseitigen Sie diese wenn möglich. Unternehmen Sie sofort etwas, setzen Sie Prioritäten. Ergreifen Sie Maßnahmen, um eine Panik gar nicht erst aufkommen zu lassen – nehmen Sie eine Routinearbeit in Angriff, um erst einmal Abstand zu gewinnen. Versuchen Sie, nicht die Beherrschung zu verlieren. Vielleicht können Sie der Sache eine humorvolle Seite abgewinnen. Treffen Sie auch vorbeugende Maßnahmen gegen spätere unangenehme Folgen.

2. Die Streßsituation bewältigen

„Dampf ablassen"

Versuchen Sie ganz einfach, „Dampf abzulassen", d.h. der eigenen Reizbarkeit Luft zu machen, sich vorübergehend aus der stressigen Situation zurückzuziehen und bei anderen Rat einzuholen.

Zeitliches und räumliches Verlagern

3. Die Streßsituation verlagern

Verlagern Sie die Situation zeitlich und räumlich. Wenn die Streßsituation beispielsweise im Büro auftaucht, befassen

20

Sie sich außerhalb der Arbeitszeit mit dem Problem, indem Sie es zu Hause nochmals im Geiste durchgehen.

4. Die Streßsituation ignorieren bzw. minimieren

Versuchen Sie, die Situation einfach durchzustehen, die Streßursache vorläufig zu ignorieren. Typisch hierzu sind Bemerkungen wie: „Die Aufregung wird sich schon legen", „Am besten ist es, ich lasse alles stehen und liegen und wende mich einer anderen Arbeit zu" oder: „Ich tue so, als wäre gar nichts geschehen."

So tun, als ob es keinen Streß gäbe

Diese vier Ansätze sind relativ allgemein und liefern kaum konkrete Hilfestellungen. In den nachfolgenden Kapiteln werden deshalb Einzelheiten zur Entspannung mit praktisch durchführbaren Übungen vorgestellt.

Nun gibt es hierzu eine schier unüberschaubare Fülle von Büchern, die die verschiedensten Entspannungstechniken vorstellen. Die Sammlung und Sichtung ist eine fast unlösbare Aufgabe. Insbesondere die fernöstlichen Meditationsübungen sind in den vergangenen Jahren in der westlichen Welt immer beliebter geworden. Längst nicht mehr werden sie nur von religiösen Sekten angeboten, viele Ärzte und Psychologen setzen sie als Heilverfahren bei verschiedenen Zivilisationskrankheiten ein. Praktisch jeden Tag flattern Anzeigen ins Haus: Neugegründete Institute bieten „Hilfestellungen" an. Die Verbindung der Entspannungsübungen fernöstlicher Religionen mit esoterischen und spiritistischen „Weisheiten" verhalf einer ganzen Reihe von Verlagen unter dem heute so modischen Stichwort „New Age" zu einem glänzenden Geschäft mit teilweise recht obskuren „Techniken".

Meditation? Esoterik? New Age?

In den letzten Jahren hat allerdings auch eine rege Forschungstätigkeit eingesetzt. Man wollte überprüfen, ob die angepriesenen „Hilfestellungen" tatsächlich so wirksam sind wie angegeben und welchen Anteil hierbei die religiösen Elemente haben. Wissenschaftler aus Medizin und Psychologie lieferten eine überraschende Antwort, und insbesondere der Übersichtsartikel im „American Psychologist" aus dem Jahre 1984 hat bereits vor einigen Jahren beträchtliches Aufsehen erregt. Dort wurde untersucht, ob Transzendentale Meditation wirksam sein kann.

Forschungsergebnisse zur Transzendentalen Meditation

Erste Forschungen zur Wirksamkeit der fernöstlichen Meditationstechniken hatte bereits im Jahre 1972 der Bostoner Herzforscher Herbert Benson durchgeführt. Er untersuchte damals die Yogis bezüglich ihrer Hirnstromwellen und schrieb in einer angesehenen wissenschaftlichen Zeitschrift von dem einzigartigen und unvergleichbaren Zustand der geistig-körperlichen Entspannung bei Transzendentaler Meditation. Kennzeichen der sogenannten „Relaxations-Reaktion", so Benson, seien ein geringerer Sauerstoffverbrauch, eine langsamere Atemfrequenz, ein niedrigerer Puls, ein höherer Hautwiderstand, die Veränderung des Blutflusses und des Pegels verschiedener Hormone. Insgesamt gesehen also deutliche medizinische Kennzeichen eines Entspannungszustandes.

Die ersten begeisterten Ergebnisse...

Diese Ergebnisse wurden gern von den Gurus als wissenschaftliches Alibi für ihre Veranstaltungen verwendet. Es kam so weit, daß auch sonst eher konservative Ärzte sich für fernöstliche Entspannungsmethoden engagierten und diese als mögliche Waffe gegen psychosomatische Krankheitsbilder einsetzten.

Leider haben viele Ärzte und Psychologen, aber auch viele Theologen, die vor solchen Entspannungsübungen strikt warnen, da sie einen Zusammenhang mit der fernöstlichen Religion sehen, nicht gemerkt, daß Benson bei genauerer Überprüfung seiner Forschungsergebnisse eine radikale Wende vollzogen hat.

... müssen nach neueren Erkenntnissen abgelehnt werden

Bei Folgeuntersuchungen konnte er nämlich zeigen, daß zur Versenkung keinesfalls religiös-kultische Elemente notwendig sind. Wenn man beispielsweise bei jedem Ausatmen die Zahl „eins" (oder ein beliebiges anderes Wort) spricht oder denkt, werden dieselben physiologischen Entspannungssymptome herbeigeführt wie bei der fernöstlichen Meditationsform, die geheimnisvolle religiöse Silben verwendet hatte.

Auch Friso Melzer, ein profunder Kenner der fernöstlichen Hochreligionen, hat darauf hingewiesen, daß das sogenannte „Mantra" doch nicht geheim bleibt und daß keineswegs jeder Meditierende sein eigenes Wort bekommt. Es gibt nur ca. 40 heilige Silben, von denen jede einer Hindu-Gottheit zugeordnet ist. Alle diese Silben haben einen ähnlichen Klang, zumeist ähnlich dem „m". Melzer führt weiter aus, daß man die entspannende Wirkung leicht an sich selbst ausprobieren kann, indem man anstelle der Hindu-Silbe „Om" nur den schlichten Buchstaben „m" murmelt. Für den Menschen, so meint er, sei dies etwa dasselbe wie für die Katze das Schnurren auf „r" – ein Laut des Wohlbehagens. Auch Kleinkinder, noch ehe sie zu sprechen gelernt haben, geben gern solche Laute von sich.

Der Forscher Delmonte hat durch eine ganze Anzahl von Experimenten gezeigt, daß es gleichgültig ist, worauf der Meditierende seine Aufmerksamkeit richtet: Es kann ein religiöses Mantra, also beispielsweise eine Silbe für eine hinduistische Gottheit sein, aber auch ein schlichter Buchstabe oder irgendein beruhigender Laut. Delmonte konnte jedoch bei diesen empirischen Untersuchungen nicht überprüfen, ob durch das Aussprechen der Silbe sich der Meditierende bereits mit dem religiösen Gedankengebäude identifiziert. Deshalb müssen wir seine Ergebnisse kritisch untersuchen.

Es darf nicht übersehen werden: Die Transzendentale Meditation – auch wenn die Ausübenden dies immer wieder bestreiten – ist ein streng religiöser hinduistischer Akt. Menschen, die eine „Bewußtseinserweiterung" suchen, werden durch das Anrufen von Hindu-Gottheiten in der Sanskrit-Sprache „eingeweiht". Hier zeigt sich eine eindeutige Verbindung zwischen dem religiösen Überbau und der körperlichen Entspannung.

Wenn die Anhänger der Transzendentalen Meditation darauf verweisen, daß bei den empirischen Untersuchungen ihre Besonderheiten nicht überprüft worden sind, so muß ich ihnen durchaus zustimmen. Es gibt eben Sachverhalte, die man nicht empirisch überprüfen kann – und dennoch gibt es sie. Hierzu gehören die Mächte der Finsternis, des Feindes Gottes, von dem wir wissen, daß „groß Macht und viel List sein grausam Rüstung ist …"

Um die empirischen Ergebnisse zur Meditation kritischer würdigen zu können, sollte man scharf unterscheiden: Da ist einmal die Meditation im Sinne von Benson, Delmonte usw., die keine Verbindung zu einer Religion herstellt und nur die körperlichen Auswirkungen einer bestimmten Entspannung sieht. Und da ist andererseits die Meditation (wie beispielsweise die Transzendentale Meditation), deren Wirkungen durch das zusätzliche Eingehen auf den religiösen Überbau hervorgerufen wer-

Transzendentale Meditation – ein streng hinduistischer Akt

Zwischen Methode und religiösem Überbau unterscheiden

den und auch nur in diesem Zusammenhang zu verstehen sind.

Auf diesem Hintergrund müssen auch die Anschlußuntersuchungen gesehen werden, die 1984 von David S. Holmes (Universität Kansas) zusammengefaßt worden sind. Klar wurde herausgestellt, daß es nicht der religiöse Überbau ist, der zur Entspannung führt. Es konnte nachgewiesen werden, daß einfaches „Abschalten" in manchen Fällen zu ähnlichen Wirkungen führt wie ausgefeilte Meditationstechniken. *Es gibt demnach keine Form der Entspannung, die der anderen weit überlegen wäre.* Dies bedeutet praktisch, daß der Entspannungssuchende aus einem ganzen Repertoire von Möglichkeiten diejenige aussuchen kann, die für ihn persönlich hilfreich ist.

Ich muß jedoch nochmals wiederholen, daß ich hier von Entspannungsmethoden spreche, die nicht im Zusammenhang mit dem ideologischen Überbau stehen. Bei der Transzendentalen Meditation hingegen zeigen sich manchmal beachtliche Nebenwirkungen. Immer wieder tauchen Schwindelgefühle, Entfremdungszustände oder andere negative Empfindungen auf. Entsprechend vorbelastete Personen können sogar die Kontrolle über sich selbst verlieren, in eine tiefe Depression verfallen oder Angstanfälle bekommen – bis hin zum Selbstmord.

Zusammenfassend kann folgendes festgehalten werden:

• Wir müssen unterscheiden zwischen Meditationsübungen zur Entspannung, die ohne ideologischen Überbau praktiziert werden, und solchen, die bewußt den religiösen Überbau in die Methode einbeziehen.

• Mit den neueren empirischen Untersuchungen kann heute lediglich gesagt werden, daß die (nichtreligiösen) Meditationstechniken vergleichbare physiologische Änderungen bewirken wie alle anderen Entspannungstechniken. Man darf darum auch nicht erwarten, daß alle Menschen auf eine bestimmte Art von Übungen, beispielsweise der Meditation, gleichermaßen „ansprechen". Methodenvielfalt ist angezeigt.

• Der glaubende Christ darf wissen, daß er vor Entspannungsübungen keine Furcht zu haben braucht, daß er die verschiedenen Möglichkeiten zur Entspannung individu-

Methoden-
vielfalt

Christen
brauchen
keine Furcht
zu haben

Mt 6.   "Ruhet ein wenig"

ell auswählen kann. Er kann meditieren – vielleicht im Sinne einer Kontemplation über dem Worte Gottes – er kann jedoch auch eine andere Entspannungsform wählen, zum Beispiel progressive Muskelentspannung üben, bestimmte Atmungstechniken mit Musik erlernen, ja sogar durch schlichtes „Dösen" zur Entspannung kommen. Jeder Mensch muß selbst herausfinden, was ihm am besten hilft und auf welche Methode er am besten anspricht.

Individuell auswählen!

• Bei vielen Psychotherapieformen ist es möglich, die nachprüfbaren Methoden zu benutzen, ohne die damit verknüpfte Weltanschauung des „Erfinders" (z.B. die Selbsterlösungsgedanken des Humanismus) mit zu übernehmen. Ebenso können auch die allermeisten Entspannungstechniken – wenn sie von ihrem nicht zwingenden Überbau gelöst worden sind – von Christen mit Gewinn eingesetzt werden. Unabhängig von dem jeweiligen religiösen und ideologischen Hintergrund gibt es Gesetzmäßigkeiten der Entspannung, die in der Schöpfung angelegt sind. Sie zu aktivieren ist das Ziel dieses Buches. Die Grenze dabei liegt stets dort, wo bereits die Methoden dem biblischen Ansatz entgegenlaufen. Hier ist ein eindeutiges „Stopp" geboten. Eine Reihe von fernöstlichen Entspannungstechniken sind tatsächlich nur zusammen mit der jeweiligen Ideologie durchführbar (z.B. Transzendentale Meditation). Hiervor kann ich immer wieder nur warnen.

Durch die Schöpfung angelegte Entspannungsmöglichkeiten

Grenzen

• Es darf nicht übersehen werden, daß der ideologisch-religiöse Überbau einzelner Meditationstechniken für viele Menschen eine willkommene Gelegenheit bietet, sich in einen Trancezustand zu begeben, und damit vor den konkreten Lebensproblemen zu fliehen. Daß es überwiegend „zerrissene" Menschen unseres Kulturkreises sind, die ihr Seelenheil in fernöstlichen Meditationstechniken suchen, zieht sich wie ein roter Faden durch die Kultur- und Weltgeschichte.

In den folgenden Kapiteln werden verschiedene Entspannungsverfahren beschrieben, sofern sie schöpfungsgemäß und nachprüfbar und, falls notwendig, aus ihrem nicht-christlichen Kontext herauslösbar sind.

Sicherlich werden Sie fragen, welche der Entspannungsmöglichkeiten für Sie selbst die richtige ist. Diese

Frage läßt sich, wie schon angeführt, nicht allgemein beantworten, da jeder Mensch anders reagiert. Vielleicht haben Sie auch schon die eine oder andere Methode mit wenig Erfolg ausprobiert. Vielleicht war dieser Erfolg deshalb so gering, weil Sie nur *gelesen* haben, wie vorzugehen sei. Ich möchte Ihnen Mut machen, mit einer der Methoden ganz *praktisch* zu beginnen. Entspannung kann man nicht durch einfaches Lesen lernen. Hier gilt: „learning by doing". Probieren Sie doch einfach mal eine Technik aus – ohne Furcht, denn wenn Sie sich fürchten, dann klappt keine der Methoden.

Lesen allein reicht nicht *(margin note)*

1.3 Literaturangaben

American Psychologist (1984, Band 39, 1984, 1-10).

Collins, B.E., Vier Komponenten des IEC-Fragebogens von Rotter. In: Mielke, R., Interne/externe Kontrollüberzeugung, Bern-Stuttgart-Wien 1982.

Degen, R., Schein-Heil im Lotussitz. In: psychologie heute 12 (1985), 6,24-27.

Delmonte, M.M., Mantras and Meditation. In: Perceptual and Motor Skills (1983), 64-66.

Dieterich, M., Psychotherapie, Seelsorge, Biblisch-therapeutische Seelsorge, Neuhausen 1987.

Meichenbaum, D., Streß bewältigen, München 1985.

Melzer, F., Versenkung oder Begegnung? Stuttgart 1987.

Mielke, Rosemarie (Hg.), Interne/externe Kontrollüberzeugung, Bern-Stuttgart-Wien 1982.

Rotter, J.B., Einige Probleme und Mißverständnisse beim Konstrukt der internen versus externen Kontrollüberzeugung. In: Mielke, R. (Hg.), Interne/externe Kontrollüberzeugung, Bern-Stuttgart-Wien 1982.

Seer, P., Konzentrative Meditation und kognitive Verhaltenstherapie: Integrationsmöglichkeiten und Unterschiede. In: Psychother. med. Psychol. 36 (1986), 301-306.

Seligman, M., Erlernte Hilflosigkeit, München 1979.

2. Entspannung im Lichte der Bibel und der Kirchengeschichte

2.1 Entspannung im Lichte der Bibel

Wenn wir heutzutage mit dem Begriff „Entspannung" fast automatisch auch Vorstellungen wie „Stille" oder „Ruhe" verbinden, so müssen wir bedenken, daß ein derartiger Zusammenhang erst seit wenigen Jahrzehnten üblich ist. Die Bibel verstand darunter etwas anderes. Zur Zeit des Alten und Neuen Testaments, im Mittelalter, ja bis hin zum frühen 19. Jahrhundert, war die Stille etwas Selbstverständliches. Der stärkste bekannte Lärm in biblischer Zeit waren Gewitterdonner oder Löwengebrüll.

Entspannung und Ruhe waren früher nicht so eng verknüpft

Ein in solcher Stille lebender Mensch war – zumindest was die akustischen Reize angeht – wesentlich feinfühliger und empfindlicher als die heute lebende Generation. Deshalb war für ihn auch eine wesentlich geringere Lautstärke als heutzutage bereits das Signal, die fast absolute Stille zu suchen. Die Tageseinteilung verlief in jener Zeit weniger hektisch, und Uhren mit Sekunden-Zeigern, ja überhaupt die Größenordnung „Sekunde", waren unbekannt. So war es auch nicht notwendig, „Anti-Streß-Konzepte" zu entwickeln.

Trotzdem kannte man sicher auch damals Verspannungen, Verkrampfungen, Unsicherheiten. Wenn wir, wie schon erwähnt, davon ausgehen, daß Streß immer situationsbedingt ist und ganz individuell erlebt wird (d.h. eine Situation von einer Person als „stressig" empfunden wird, von einer anderen dagegen überhaupt nicht), dann dürfen wir durchaus biblische Berichte heranziehen, die uns Menschen in Spannung und Unruhe vor Augen stellen.

Zu allen Zeiten war und ist es unvergebene Schuld, die von der inneren auch in die äußere Verspannung führt. Ganz deutlich zeigt dies David, wenn er sagt: „Als ich es wollte verschweigen, verschmachteten meine Gebeine durch mein tägliches Klagen" (Psalm 32,3).

Schuld führt immer in Verspannung

Einen derartig verursachten „psychosomatischen" Krankheitszustand durch körperliche Entspannungsübungen heilen zu wollen, wäre mehr als ein medizinischer „Kunstfehler". Und so ruft auch David zu Gott, weil er weiß, daß es nur hier eine Quelle der wahren Entspannung geben kann: „Wasche mich rein von meiner Missetat, und reinige mich von meiner Sünde; denn ich erkenne meine Missetat, und meine Sünde ist immer vor mir" (Psalm 51,4).

Jesu Kreuz und Auferstehung sind der Urgrund der Entspannung

Als Christen wissen wir von Gottes Erlösungstat in Jesus Christus, in seinem Sterben am Kreuz und seiner Auferstehung. Und das ist der Urgrund jeglicher echten Entspannung: Menschen „werden ohne Verdienst gerecht aus seiner Gnade durch die Erlösung, die durch Christus Jesus geschehen ist. Den hat Gott für den Glauben hingestellt als Sühne in seinem Blut zum Erweis seiner Gerechtigkeit, indem er die Sünden vergibt" (Röm. 3,24). Weiter lesen wir bei Johannes: „… das Blut Jesu, seines Sohnes, macht uns rein von aller Sünde" (1. Joh. 1,7). Jesus macht frei von den Mächten, die unser Leben zerstören wollen. In der Lebensgemeinschaft mit ihm finden wir zum Frieden mit Gott, zu einer Ruhe, in der wir uns in Gott bergen und ihm völlig vertrauen können.

Dort wo der alt- oder neutestamentliche Mensch diese Ruhe Gottes, diesen Frieden mit Gott, diese Stille vor Gott nicht findet oder dessen nicht gewiß ist, erlebt er Verspannungen und seelische Nöte. Es sind für ihn weniger Fragen eines hektischen Lebensstils, als vielmehr Anfechtungen, Zweifel und Sorgen um sein Verhältnis zu Gott (vgl. Hiob).

Der moderne Mensch: Anfechtung von innen und Hektik von außen

Heutige Christen haben es in dieser Beziehung doppelt schwer. Einerseits kämpfen sie mit Glaubensnöten und Zweifeln im Blick auf ihre Lebensführung durch Gott. Andererseits haben sie sich den hektischen Lebensstil unserer Tage angewöhnt, der durch mangelnde Rhythmik und fehlende Ordnungen zusätzlichen Streß und Verspannungen auslöst. Selbst wenn Christen die Vergebung ihrer Schuld erfahren und die Befreiung von widergöttlichen Kräften und Mächten an sich erlebt haben, leiden sie in ihrem Alltag womöglich immer noch unter Streß und Verspannung.

In der Bibel finden wir eine ganze Anzahl hilfreicher Aussagen und Beispiele für Menschen, denen die innere Ruhe und der Frieden mit Gott fehlte. Da ist z.B. Hiob.

Durch schwere „Schicksalsschläge" gepeinigt, bekennt er: „Wenn ich mich niederlegte, sprach ich: Wann werde ich aufstehen? Bin ich aufgestanden, so wird mir's lang bis zum Abend, und mich quälte die Unruhe bis zur Dämmerung" (Hiob 7,4). An anderer Stelle spricht er angesichts der schweren Not: „Ich hatte keinen Frieden, keine Rast, keine Ruhe, da kam schon wieder ein Ungemach!" (Hiob 3,26).

Asaph, der in einer Zeit großer Not um die Gewißheit der Treue Gottes ringt, klagt: „Meine Augen hältst Du, daß sie wachen müssen; ich bin so voll Unruhe, daß ich nicht reden kann" (Psalm 77,5).

In wohltuender Weise lädt Jesus Christus alle beladenen, bedrückten und besorgten Menschen ein, Frieden und Ruhe in Gott zu finden: „Kommt her zu mir, alle, die ihr mühselig und beladen seid; ich will euch erquicken. Nehmt auf euch mein Joch und lernt von mir; denn ich bin sanftmütig und von Herzen demütig; so werdet ihr Ruhe finden für eure Seelen. Denn mein Joch ist sanft, und meine Last ist leicht" (Matth. 11,28-30).

Jesus: „Ich will euch erquicken"

Es gibt für den Menschen kein größeres und erquickenderes Geschenk, als Ruhe und Frieden in Gott zu finden. Mit dieser Ruhe im Herzen und aus der Gewißheit der Lebensgemeinschaft mit Jesus Christus heraus läßt sich auch äußere Bedrängnis ertragen. Menschen, die an Jesus Christus glauben, die das Angebot seiner Gnade angenommen haben, können zu dieser tiefen geistlichen Ruhe kommen. Es ist eine Ruhe, die nicht erkämpft werden muß, zu der keine Leistung, kein Streß erforderlich ist. Sie ist bereits vorhanden (vgl. Hebr. 4,1-11). Voraussetzung ist natürlich, ein solches Angebot anzunehmen – ein Ja zu sprechen. Auf dieses Ja wartet Gott.

Größtes Geschenk: Ruhe und Frieden in Gott

2.2 Die Bedeutung der biblischen Ruhe für den Menschen unserer Tage

Unsere alltägliche Erfahrung zeigt, daß viele Christen das Angebot der Vergebung verstanden haben und ein Leben in der Gemeinschaft mit Jesus Christus führen wollen. Der hektische Alltag, der stressende Lebensstil, die oftmals kaum zu lösenden Probleme in Familie und Betrieb arbeiten jedoch dagegen. Man hat zwar mit dem Kopf verstanden, worum es geht, aber der Weg zum Herzen, zu den Gefühlen, ist oft sehr weit.

Das Wort
Gottes sollte
ganzheitlich
verkündigt
werden

Tatsächlich wird bei der heutigen an der Bibel orientierten Verkündigung m. E. oft zu wenig Gewicht darauf gelegt, daß Menschen nicht nur auf ihr Denken und Verstehen, sondern auch auf ihr Fühlen und Handeln hin angesprochen werden wollen. Auf unser Thema bezogen heißt dies: Den Hörern sollte ganz praktisch gesagt werden – nachdem sie das Angebot des Friedens mit Gott verstanden haben –, was sie tun müssen, damit sich diese Ruhe in Gott auf das ganze Leben auswirken kann.

Hebr 4

Gebote
Gottes als
Lebenshilfe

Unbestreitbar gibt uns die Bibel für diese Aufgabe einige sehr praktische Hinweise. Da sind zunächst die Gebote Gottes, die wir als Lebensordnungen, als Chance für ein wahrhaft humanes Leben, begreifen sollten. Sicher, das Gesetz Gottes (die Zehn Gebote und in einer viel radikaleren Weise auch die Bergpredigt) stellt uns in sein Licht und verurteilt uns. Keiner kann den Maßstäben und Ordnungen Gottes genügen. Umso mehr sind wir deshalb auf Vergebung angewiesen. Und dennoch: Diese Gebote spiegeln auch Ordnungen wider, die helfen, einen hektischen, stressigen Lebensstil zu ändern und eine Lebensweise zu finden, die unserem Menschsein vor Gott eher entspricht. Denken wir z. B. an das dritte Gebot: „Du sollst den Feiertag heiligen." Es wurzelt im Sabbatgebot, dem Tage, an dem Gott von seinen Werken ruhte. Nehmen wir uns wirklich Zeit, um entspannt und qualifiziert von „unseren Werken" zu ruhen?

Was Gott in seine Schöpfung als Ordnung gelegt hat, sollten wir nicht verachten.

Rhythmen
in Gottes
Schöpfung

Es ist wichtig zu erkennen, daß Gottes Schöpfung durchwoben ist von Ordnung und Rhythmus: Tag und Nacht, Sommer und Winter, Frost und Hitze, Arbeitstag und Ruhetag, Jugendzeit, Erwachsen- und Altsein.

Wie können wir zu diesen Ordnungen zurückkehren? Unser Denken müssen wir dabei genauso überprüfen wie unser Handeln und die Einteilung unserer Tage. Bei alldem geht es weniger um ein zu erfüllendes Gesetz als vielmehr um die große Chance, endlich zu einem Lebensstil zurückzufinden, der der biblischen Würde des Menschen und den Ordnungen Gottes für unser Leben entspricht.

Die Bibel entlarvt das Wertesystem, nach dem wir unsere Lebensziele ausrichten. Was uns derzeit absolut wichtig erscheint, wird durch das Wort Gottes vielleicht sehr rasch relativiert. Wenn wir Zielen nachjagen, die – und seien wir einmal ehrlich – eher unerreichbar sind, brauchen wir uns nicht zu wundern, wenn wir verspannt und hektisch werden.

Jagen wir falschen Zielen nach?

Der Prediger Salomo spricht eine deutliche Sprache: „Was hat der Mensch für Gewinn von all seiner Mühe, die er hat unter der Sonne? Ein Geschlecht vergeht, das andere kommt; die Erde aber bleibt immer bestehen" (Pred. 1,3f.). Oder: „Besser eine Hand voll mit Ruhe als beide Fäuste voll mit Mühe und Haschen nach Wind" (Pred. 4,6).

Auf dem Hintergrund dieser Vergänglichkeit und Hinfälligkeit des menschlichen Lebens ermuntert der Prediger zur Lebensfreude. Sie soll vor lauter Streß und Hektik nicht in Vergessenheit geraten: „Ich sah die Arbeit, die Gott den Menschen gegeben hat, daß sie sich damit plagen. Er hat alles schön gemacht zu seiner Zeit, auch hat er die Ewigkeit in ihr Herz gelegt; nur daß der Mensch nicht ergründen kann das Werk, das Gott tut, weder Anfang noch Ende. Da merkte ich, daß es nichts Besseres dabei gibt als fröhlich sein und sich gütlich tun in seinem Leben. Denn ein Mensch, der da ißt und trinkt und hat guten Mut bei all seinem Mühen, das ist eine Gabe Gottes (Pred. 3,10-13).

Weiter versucht der Prediger, uns jeweils einen Blick für die rechte Zeit zu vermitteln und zu zeigen:

„Ein jegliches hat seine Zeit, und alles Vorhaben unter dem Himmel hat seine Stunde: Geboren werden hat seine Zeit, sterben hat seine Zeit; pflanzen hat seine Zeit, ausreißen, was gepflanzt ist, hat seine Zeit; töten hat seine Zeit, heilen hat seine Zeit; abbrechen hat seine Zeit, bauen hat seine Zeit; weinen hat seine Zeit, lachen hat seine Zeit; klagen hat seine Zeit, tanzen hat seine Zeit; Steine wegwerfen hat seine Zeit, Steine sammeln hat seine Zeit; herzen hat seine Zeit, aufhören zu herzen hat seine Zeit; suchen hat seine Zeit, verlieren hat seine Zeit; behalten hat seine Zeit, wegwerfen hat seine Zeit; zerreißen hat seine Zeit, zunähen hat seine Zeit; schweigen hat seine Zeit, reden hat seine Zeit; lieben hat seine Zeit, hassen hat seine Zeit; Streit hat seine Zeit, Friede hat seine Zeit" (Pred. 3,1-8).

Alles hat seine Zeit!

Die Bibel gibt uns viele Hinweise, die helfen sollen, die

Stille vor Gott zu suchen. So sandte Jesus seine Jünger ganz bewußt in die Stille, als sie von einem schweren Dienst zurückkamen: „Geht ihr allein an eine einsame Stätte und ruht ein wenig" (Mark. 6,31).

Immer wieder wird auch von Jesus Christus selbst berichtet, wie er allein in die Stille ging, um zu beten (z. B. Matth. 14,13).

Spätestens an dieser Stelle können wir eines deutlich merken: Entspannung und Lösung der körperlichen Verkrampfungen kommen in der Regel nicht von selbst. Man muß sich aufmachen, sie zu suchen und aufzuspüren.

Sicherlich war es zur Zeit der Bibel – zumindest rein akustisch gesehen – wesentlich einfacher, zur Ruhe zu kommen. Laute Geräusche gab es nur dann, wenn der Sturm peitschte, die Bäume ächzten oder wilde Tiere brüllten. Wir brauchen deshalb heutzutage andere Methoden, um mit unserer Umwelt zurechtzukommen, und werden diese später auch beschreiben. Der innere Friede, und damit auch innere Entspannung, ist jedoch unabhängig von den Zeitläufen. Darum wollen wir im folgenden Abschnitt untersuchen, wie unsere Väter zu dieser inneren Stille gefunden haben.

2.3 Meditation und Kontemplation

Die Menschen früherer Zeit lebten in einer selbstverständlichen Beziehung zu Gott. Heutzutage gibt es überall „Brüche". Die hochtechnisierte Umwelt macht das „Beten ohne Unterlaß" sehr schwer, sie spaltet den Menschen in einen „geistlichen" und einen „technischen" bzw. „ökonomischen" Anteil. Es ist nicht leicht, sich einen Blick für die Ganzheitlichkeit des Menschen zu bewahren und diese wiederherzustellen.

Können wir auf einem solchen Hintergrund das Erbe der Väter uneingeschränkt übernehmen? Es ist nicht immer sinnvoll.

Wenn ich nachfolgend dennoch auf einzelne Meditationsübungen der frühen Christenheit eingehe und Auszüge aus ihren Werken beschreibe, dann vor allem deshalb, weil die Grundgedanken der Versenkung und Begegnung mit Gott sich nicht geändert haben. Wir müssen für die Praxis lernen, daß Meditation, Stille und Anbetung nicht von alleine auf uns zukommen, daß wir uns (nicht nur in Gedanken, sondern im wahrsten Sinne des Wortes) aufmachen müssen, um eine solche Begegnung zu erfahren.

Grundgedanken sind gleich geblieben

Was ist christliche Meditation bzw. Kontemplation? Eine Übung im Stillesein, das Einüben der Stille vor Gott. Hierzu gehört die Betrachtung von Gottes Wort, das Gebet, aber auch das Staunen über die Schöpfung Gottes.

Meditation ist Üben im Stillesein

Meditation soll das Denken und Fühlen von aller Unruhe befreien. Sie soll helfen, sich der Stille zu überlassen, von sich weg auf Jesus Christus zu schauen (Hebr. 12,2).

Aufsehen zu Jesus, dem Anfänger und Vollender des Glaubens.

Das Besondere einer christlichen Meditation ist, daß im Mittelpunkt aller Meditationsbemühungen Jesus Christus selbst steht.

Beschreibt man Meditation als Betrachtung und Kontemplation als Beschauung, so sind diese beiden Begriffe zwar der Definition nach verschieden, werden aber im praktischen Gebrauch nicht immer genau auseinandergehalten.

Melzer geht davon aus, daß Meditation sich in der Waagerechten bewegt. Gegenstand der Betrachtung ist ein „Ding", z.B. aus der Natur oder ein Kunstwerk. Von Kontemplation spricht er, wenn sich die Gedanken aus der Waagerechten in die Höhe, auf Göttliches richten.

Meditation bewegt sich in der Waagerechten

Das lateinische Wort „contemplatio" enthält zwei Bestandteile: „con" (zusammen) und „templum" (Tempel). Bei dem Begriff „templum" ist nicht nur ein heiliger Raum, sondern ein ganzes „Schaugebiet" gemeint, das neben der Gegenwart auch Vergangenheit und Zukunft umfaßt. Man muß, bildlich gesprochen, hoch genug stehen, um mit seinem inneren Auge alles zu sehen. Deshalb bedeutet „templum" auch Anhöhe.

Kontemplation richtet sich nach oben

Das Doppelwort „contemplatio" meint nun einen Überblick über das Ganze, einen Blick, bei dem das Vielerlei zur Einheit wird – eben zusammen geschaut werden kann. Auf dem Höhepunkt der Kontemplation befindet sich die Seele im Zustand der Gelassenheit, des stillen Vertrauens auf Gott, der unverwandten Ruhe. Es ist ein Zustand, in dem die Seele alle Tätigkeiten und Sorgen hinter sich gelassen hat.

Kontemplation ist christliche Meditation

Kontemplation ist also nicht mehr die Aktivität einer

Marta, die mit nichts anderem beschäftigt war, als Jesus und seine Jünger zu bedienen, sondern entspricht dem Stillewerden einer Maria, die alles hinter sich gelassen hat und zu Jesu Füßen sitzt, ihn anschauend, auf ihn lauschend. So wird auch verständlich, warum Jesus sagt: „Marta, Marta, du hast viel Sorge und Mühe. Eins aber ist not: Maria hat das gute Teil erwählt; das soll nicht von ihr genommen werden" (Lukas 10,42).

Kontemplation vollendet sich in einem vollkommenen Stillewerden der Seele, wenn sie nur noch „Auge" ist und „Ohr"; das sorgende Grübeln hört auf, wenn man die Wahrheit Jesu Christi „schaut"; der Wille entspannt sich, weil es nichts mehr zu wünschen und zu wollen gibt.

Meditation ist auch dem Nicht- christen möglich

Im Unterschied zur Kontemplation, die ihre Erfüllung in der Anbetung Gottes findet, ist die Meditation auch für den Nichtchristen möglich. Die Grundhaltung ist ähnlich, verschieden die Richtung. Für den Christen kann es durchaus sinnvoll sein zu erkunden, welche Wege es bei der Meditation gibt – um sie dann im Sinne einer an Jesus Christus orientierten Kontemplation zu praktizieren.

Das lateinische Wort „meditari" enthält neben der Bedeutung von „nachdenken" und „betrachten" das Element „üben", „sich einüben". Beim Meditieren im Sinne der Kontemplation wird das innere Ohr immer deutlicher auf Gottes Wort abgestimmt, d.h. durch Übung immer hörfähiger. Dies geschieht – so zeigen es uns die Mönchs- väter – indem der Meditierende ununterbrochen Texte der Heiligen Schrift, z.B. Psalmverse, halblaut wiederholt. Einen theologischen Hintergrund finden wir beispiels- weise in Psalm 1, wo der alttestamentliche Beter spricht: „Oh Glück des Mannes, der nicht ging im Rat der Frevler, den Weg der Sünder nicht beschritt, am Sitz der Dreisten nicht saß, sondern Lust hat an Seiner Weisung, über Seiner Weisung murmelt tages und nachts!" (Übersetzung von Martin Buber).

Johannes Cassian

Eine zentrale Gestalt der christlichen Spiritualität und, wenn man so sagen möchte, einer der Väter der christli- chen Meditation war Johannes Cassian. Er lebte zwischen 360 und 430 n.Chr. und schrieb gegen Ende seines Lebens zwei bedeutende Bücher über seine vierzehnjährigen Er- fahrungen in der ägyptischen Wüste. Die dort enthaltenen

Gedanken zur Meditation und Kontemplation sind auch heute noch hilfreich.

Cassian gibt wertvolle Hinweise zur Vorbereitung auf die Stille vor Gott. Dabei wird deutlich, daß man Kontemplation nicht einfach „machen" und über sie verfügen kann, so wie man heutzutage Autos konstruiert und darüber verfügt.

Es ist hilfreich, wenn Sie die nachfolgenden Auszüge aus Cassians Schriften in aller Stille lesen, gewissermaßen über ihnen „brüten". Bewußt wurden längere Passagen gewählt, so daß Sie sich ganz hineinvertiefen können.

Die Begierden des Fleisches und das Verlangen des Geistes sind in ein und demselben Menschen wirksam; täglich liegen sie im Streit miteinander, gemäß dem Apostelwort: „Ich sage aber: Wandelt im Geist, so werdet ihr die Lüste des Fleisches nicht vollbringen. Denn das Fleisch streitet wider den Geist und der Geist wider das Fleisch; dieselben sind widereinander, daß ihr nicht tut, was ihr wollt."

Mitten zwischen der Begierde des Fleisches und dem Verlangen des Geistes befindet sich der Wille in einer verhängnisvollen Zwischenposition, in der die beiderseitigen Tendenzen sich gegenseitig neutralisieren. Er hat zwar keine ausgesprochene Freude am Laster, stellt sich aber auch nicht den Leiden, die die Tugend mit sich bringen. Er sucht wohl die fleischlichen Leidenschaften zu mäßigen, möchte aber keineswegs die damit verbundenen notwendigen Schmerzen aushalten, ohne welche die Sehnsucht des Geistes ihr Ziel nicht erreichen kann.

Die Keuschheit des Leibes zu beschützen, sehnt er sich, jedoch ohne das Fleisch zu disziplinieren; Reinheit des Herzens möchte er erlangen, aber ohne die Anstrengung der Wachsamkeit; mitten in fleischlicher Bequemlichkeit möchte er an spirituellen Tugenden Überfluß haben; ohne bereit zu sein, Unrecht zu ertragen, meint er, die Gnade der Geduld besitzen zu können; ohne Einbuße an weltlicher Ehre möchte er die Demut Christi leben; ohne die Umtriebe der Welt aufzugeben, möchte er die Einfalt der Frömmigkeit haben; Christus möchte er dienen unter dem Beifall und der Gunst der Menschen; die Strenge der Wahrheit möchte er verkünden, ohne jemand auch nur im geringsten weh zu tun.

Kurz: Er möchte die zukünftigen Güter erreichen, ohne

die gegenwärtigen zu verlieren. In seiner schändlichen Lauheit muß er das Wort hören: „Ich weiß deine Werke, daß du weder kalt noch warm bist. Ach, daß du kalt oder warm wärest! Weil du aber lau bist und weder warm noch kalt, werde ich dich ausspeien aus meinem Munde" (Offb. 3,15-16).

Laster, die getarnt sind unter dem Anschein von Tugend, des „Geistlichen", sind gefährlicher und viel schwerer zu heilen als solche, die offen aus fleischlicher Lust entstehen. Diese nämlich sind unmittelbar und können „Aug in Aug" behandelt werden, jene aber wuchern unter einer Decke von Heuchelei ungeheilt fort und stürzen ihre Opfer in ein umso gefährlicheres und hoffnungsloseres Siechtum.

Nach der ersten Begeisterung, mit der einige auf ihr Vermögen, oft größte Schätze, und auf ihr Ansehen in der Welt verzichtet haben, hängen sie nun, wie daran gefesselt, an den winzigen Dingen des Alltags. Das Laster der Begierde und der Habsucht großen Dingen gegenüber haben sie nun auf kleine, unbedeutende Dinge übertragen. So haben sie das Objekt ihrer Leidenschaft lediglich vertauscht. Eifersüchtig wachen sie nun über ihre Strohmatte, ein Körbchen, ein Säckchen, ein Buch, so daß sie sich nicht schämen, wegen solch unbedeutender Dinge gegen ihren Bruder aufgeregt zu werden und sogar zu streiten. Doch was macht es schon für einen Unterschied, ob jemand solche Begierden, die seine Seele in Verwirrung bringen, gegenüber reichen und herrlichen Schätzen oder gegenüber wertlosen Gegenständen zur Geltung kommen läßt!

Wenig Literatur im Protestantismus zur Kontemplation

Es ist sicher kein Zufall, daß in den Jahrhunderten seit der Reformation nur wenig im Bereich der protestantischen Kirchen zur christlichen Meditation bzw. Kontemplation ausgesagt wurde. Max Weber hat in seiner „protestantischen Ethik" einige Gründe dafür erklärt. Luther, Calvin und Zwingli, aber auch der Pietismus und die evangelischen Freikirchen, kennen den „handelnden" Christen, einen Menschen, der sich auf das Wort Gottes stützt, praktisch arbeitet – und deshalb auch zu äußerem Erfolg und Wohlstand kommt. Viele große Werke der Inneren und Äußeren Mission wären wohl nicht entstanden, wenn es in der Gemeinde nicht immer wieder Christen mit einer solchen „internen Kontrollüberzeugung" gegeben hätte (um mit den Begriffen des vorigen Kapitels zu sprechen).

Verinnerlichung, Meditation und Kontemplation sind im protestantischen Bereich eher Fremdwörter. Zwar hat Tersteegen, der diese Lücke deutlich sah, eine Reihe von Abhandlungen der Väter aus dem Lateinischen übersetzt; aber eigenständige Schriften zur Entspannung sind selten.

Hilfreich für unsere Suche nach Texten zur christlichen Meditation sind Ratschläge, die Tersteegen für die christliche Gemeinschaft von unverheirateten Männern, der „Pilgerhütte" bei Heiligenhaus, gab. Dort heißt es unter anderem:

Betet nicht nur zu gesetzten Zeiten, sondern wo ihr gehet oder steht oder sitzet. Auch wenn ihr zusammenkommt, so trachtet immer, in innigem Verlangen zu Gott und dessen Gegenwart euch zu unterhalten, eben als wenn ein jeder für sich alleine mit Gott im Hause wäre, doch ohne viel äußeren Schein und Gebärden. Und wenn einer den anderen anreden will, so gedenke er zuvor: Mein Bruder ist im Gebet, ich muß ihn nicht stören, damit alle unnötigen Reden möglichst vermieden werden.

Noch eins! Betet viel und redet wenig. O, das heilige, sanfte, freundliche Schweigen, welches Gott und alle Heiligen so sehr geliebet, das lasset euch sonderlich anbefohlen sein! Der Schwätz-Geist ist eine Zerstörung aller christlichen Gemeinschaft, eine Auslöschung der Andacht, eine Verwirrung der Gemüter, eine Verschwendung der Zeit, eine Verleugnung der göttlichen Gegenwart. Die Liebe, der Gehorsam oder die Notwendigkeit müssen euch den Mund öffnen, sonst schweigt immerdar. Selbst im Geistlichen erbaut einander mehr mit einem heiligen Wandel als mit vielen Worten. Gott wohnt nur in stillen Seelen, und da muß euch die Zunge still werden. Sehet die Früchte des heiligen Stillschweigens. Es gibt euch Zeit, Kraft, Sammlung, Gebet, Freiheit, Weisheit, Gottes Beiwohnung und einen seligen Frieden.

Bei August Hermann Francke, einem der Väter des Pietismus, lassen sich einige Gedanken zur Arbeit und zur Ruhe aufzeigen, wenn er in einem Kapitel „Von der Pflege des Leibes und der Ruhe" folgendes schreibt:

1. Weil dir Gott auch den Leib gegeben hat, so sieh zu, daß du ihn auch nach Gottes Ordnung erhaltest!

2. Ein wahrer Christ heiligt Gott dem Herrn Leib und Seele und gibt auch alle seine Glieder zum Dienste der Gerechtigkeit, daß sie heilig werden (Römer 6,19). Darum hält er auch sein ganzes Wesen, Leib und Seele, in gebührender Ordnung, daß eines dem anderen die Hand biete, Gott zu Ehre und Preis (1. Kor. 6,20).

Der Leib aber ist der Knecht und nicht der Herr. Darum muß er sich begnügen lassen, was einem Knecht gehört; sein Brot, Strafe (d.h. die von Christus und Seinen Aposteln so treulich anbefohlene Kreuzigung des Fleisches samt seinen Lüsten und Begierden) und Arbeit. Wenn er auch in Gott die Kreaturen reichlich genießen könnte, so darf er's doch nicht anders tun als so, daß er Gott dadurch ehrt und in der Gottseligkeit bleibt, der Seele ihren gebührenden Dienst zu leisten.

3. In der Bekleidung des Leibes allein sucht ein Verständiger keinen Schein der Demut und Gottseligkeit. Er macht es so einfach und schlicht, als es nur immer möglich sein will; und weil dies seine geringste Sorge ist, so sieht er auch zu, wie er alles, was den Leib angeht, aufs geschwindeste und leichteste mache, weil an einem jeden Augenblick die Ewigkeit hängt und er sich fürchtet, ihn in Eitelkeit und fruchtloser Arbeit hinzubringen.

4. Die Natur kann nicht bestehen ohne Ruhe. Bedenke aber, daß du nicht mehr ruhen als arbeiten darfst, sonst gehörst du unter die Faulenzer und Müßiggänger. Denn womit einer am meisten umgeht, davon erhält er den Namen.

5. Sieh zu, daß deine Ruhe sich nach deiner Leibesbeschaffenheit richte. Man kann die Austeilung nicht gleichmachen. Der eine braucht mehr Ruhe als der andere. Hüte dich aber, daß du den Leib nicht verzärtelst und ihn an mehr Ruhe gewöhnst, als er nötig hat. Probiere deine Ruhe durch Entziehung einiger Tage auf drei oder vier Tage und sieh zu, ob die Sache nicht weiter angehen sollte.

6. Gewöhne dich nicht an eine unzeitige Ruhe, die dich an der Ausübung der Liebe hindere, daß man nicht dem, der dich ansprechen und deiner Liebe genießen will, immer antworten dürfe: ‚Der Herr ruhte ein wenig.‘ Du könntest einen großen Segen Gottes verschlafen! Doch wird hiermit nicht behauptet, daß die Umstände der Natur nicht sollten bisweilen eine außerordentliche Ruhe erfordern, da man gleichsam einen Anlauf nehmen muß, um einen umso größeren Sprung zu tun.

7. Willst du nicht gar zu lange und doch bequem und

ordentlich ruhen, so halte dich mäßig im Essen und Trinken. Denn ein sittlicher Mensch läßt sich am Geringen genügen; und wenn der Magen mäßig gehalten wird, so kann einer des morgens früh aufstehen und ist fein bei sich selbst. Isset man dagegen unmäßig, so schläft man unruhig.

8. Wenn einer des Nachts auf seinem Bette ruhen und schlafen soll, kommen ihm mancherlei Gedanken vor. Darum hüte dich vor Sorgen der Nahrung und eitler Einbildung! Sorge nicht, sondern laß in allen Dingen deine Bitte im Gebet und Flehen mit Danksagung vor Gott kundwerden, so wird der Friede Gottes, welcher höher ist als alle Vernunft, dir Herz und Sinn bewahren in Christo Jesu (Phil. 4,7).

9. Die größte Ursache, daß die Nächte durch Sorge beunruhigt werden, ist der irdische Sinn, der in der Nacht, wenn die äußerlichen Sinne nicht beschäftigt sind, mit allen innerlichen Kräften sehr tief in sie eindringt. Willst du daher die unnützen Sorgen und Einfälle verhindern, so wende deinen ganzen Sinn ab von dem Irdischen und Eitlen und bitte Gott, daß er dir einen anderen Sinn gebe, der lauter sei (1. Joh. 5,10; 2. Petrus 3,1) und aufs Himmlische gerichtet, so wirst du als Dank dem David nachsprechen können: ‚Wenn ich erwache, bin ich noch bei dir‘ (Psalm 63,7).

10. Viele meinen, ihre Sonntagsruhe bestehe darin, daß sie keine Hand- und Berufsarbeit tun und die Zeit – zum wenigsten nach der äußerlichen Anhörung göttlichen Worts – mit Müßiggehen, mit Spazieren, Spielen, Tanzen, Springen, Gastieren und anderen fleischlichen Lustbarkeiten hinbringen. Aber von dem äußerlichen Werk ruhen ist nur eines, der unterste Grad, weil es nur einen Unterschied von dem Vieh anzeigt und nicht mehr. Gottes Wort äußerlich anhören und ihm nur im Verstand nachsehen ist etwas, was auch der natürliche Mensch vermag. Aber Gottes Wort nicht nur im Verstande oder in Worten, sondern im Herzen annehmen und ins Leben verwandeln, das ist der Seele Fest- und Sonntagsruhe, die sie Gott im Geist ihres Gemüts leistet. Seinem Fleisch und Blut durch leibliche, vergängliche und irdische Wollust einen Sonntag zu feiern ist wider Gottes Gebot.

11. Es bestehe deine Ruhe von der Arbeit im Schlaf oder in einer anderen, minderschwierigen Beschäftigung. Du darfst dabei nie einen anderen Zweck haben, als daß du zum Dienste Gottes munterer und gesünder werdest

auf eine heilige und unanstößige Art. Etliche wollen von der Arbeit des Leibes ruhen und machen den Leib noch müder – etliche wollen von der Arbeit des Verstandes ruhen und greifen den Verstand noch mehr an durch sinnreiche Spiele. Beides ist Torheit und schändliche Zeitverderbung.

12. Alle deine Ruhe wird Unruhe sein, wenn du nicht auf dich nimmst das Joch Christi und lernest von ihm, weil er sanftmütig und von Herzen demütig ist – denn so allein wirst du Ruhe finden für deine Seele (Matth. 11,28).

13. In aller deiner Ruhe bedenke, daß noch eine Ruhe vorhanden sei dem Volke Gottes (Hebr. 4,9ff.).

Neben diesen auch heute noch wesentlichen Aussagen Franckes und den Schriften des „evangelischen Heiligen" Gerhard Tersteegen ist jedoch bei protestantischen Theologen wenig „Entspannungsliteratur" zu finden. Hier besitzen die römisch-katholische und die Kirche des Ostens einen reichen Schatz, den es für den streßgeplagten Christen unserer Tage zu heben lohnt.

Weg zur Ruhefindung in Christus

Bereits im Mittelalter hatten Mönche immer wieder auf die „drei Wege" zur Ruhefindung in Christus hingewiesen. Ignatius von Loyola plante sie ganz bewußt in seine Exerzitien ein. Der Weg führt von der *Reinigung* über die *Erleuchtung* zur *Einigung*.

Weg der Reinigung

Die *Reinigung* befreit den Menschen von allem, was sich seiner Einigung mit Christus widersetzt. Erforderlich ist das Überwinden der Sünde, die sich dem Ruf Christi verschließt, seiner Liebe mit Nachdruck verweigert und dadurch die Angleichung an ihn unmöglich macht.

Das Überwinden geschieht durch die Reue, die sich dem Erbarmen Christi überläßt und seine Verzeihung empfängt. Indem die Meditation solches anbahnt und erreicht, bereitet sie die Wirkung der Sakramente vor und setzt sie zugleich fort. Allmählich rottet sie auch die Wurzeln aus, aus denen die Sünden wuchern. So wird die Einigung mit Christus vertieft und verstärkt. Einer, der den Weg der Reinigung beschreitet, macht sich mehr und mehr klar, was er bisher für Christus getan oder nicht getan hat, was er gegenwärtig für ihn tut und was er in Zukunft für ihn tun soll und wird. So wird ein Mensch, der früher für Christus unzugänglich war, allmählich für sein Licht durchlässig.

Die *Erleuchtung* entwickelt sich durch die Begegnung mit dem Leben und dem Leiden Christi. Dabei erreicht der Meditierende den Weg, der Christus selbst ist (Joh. 14,6); aus seiner Finsternis emportauchend, öffnet er sich dem „Licht der Welt" – und das ist Christus selbst (Joh. 8,12). Weg der Erleuchtung

Während er die Taten Christi auf sich wirken, sich von seinen Worten durchdringen und von der Kraft seiner Person überwältigen läßt, trifft ihn das göttliche Licht, das ihn umbildet. Zugleich leuchtet ihm in Christi äußerlich greifbarem Leben das verborgene Geheimnis seiner Gnade bezwingender auf. So dringt der Meditierende von der gegenständlichen Außenseite zu der übergegenständlichen Tiefe vor, wobei die erstere immer mehr Transparenz für die letztere gewinnt.

Die Beziehung zu Christus, in die der Meditierende hineingreift, hat umwandelnde Kraft und formt aus ihm immer deutlicher das Bild Christi heraus. In dem, der von Christus erleuchtet ist, bricht das Licht immer unverkennbarer durch. Nach dem Wort des Täufers: „Er muß wachsen, ich aber abnehmen" (Joh. 3,30) wird das fortschreitend weggezehrt, was das Licht behindert und verdunkelt. So setzt es sich selbst durch und beglückt die anderen.

Über die Reinigung und Erleuchtung führt der Weg zur *Einigung* mit dem auferstandenen Herrn hin. In ihm erscheint das Geheimnis seiner Gottheit unverhüllt – seine übergegenständliche Tiefe bricht durch seine gegenständliche Menschheit durch. Damit wird die Menschheit Christi der gegenständlichen Welt entzogen und in die übergegenständliche Verborgenheit versetzt, in der man sie mit unseren Mitteln nicht erreichen kann. In diesem Zustand ist der Auferstandene nicht mehr wie das Gegenständliche auf sich selbst beschränkt, sondern in einer geheimnisvollen, ihm allein möglichen Einigung aller Menschen mitgeteilt. Aus der so gegebenen Einigung lebt die Meditation, der es eigen ist, unser immer innigeres Einswerden mit dem Auferstandenen zu verwirklichen. Weg der Einigung

Im Einswerden stehen wir ihm nicht mehr nur gegenüber, sondern gehen in ihn ein, weil er in uns eingeht. So reifen wir der Auferweckung der Toten entgegen, die unsere Einigung mit Christus dadurch vollendet, daß wir seiner Auferstehung teilhaftig und damit von der Gottesherrlichkeit durchstrahlt werden.

Matthias Claudius hat den Mangel an protestantischer Entspannungsliteratur gesehen. Deshalb übersetzte er einige Schriften von François Fénelon unter dem Titel „Allgemeine Anleitung um den innerlichen Frieden zu haben" aus dem Französischen.

Fénelon lebte am Hofe Ludwigs XIV. von 1651 bis 1715. Obwohl er zu hohen Ehren kam, war er ein Mann von großer Einfachheit, Herzlichkeit, Klarheit und Gottesfurcht. Matthias Claudius kennzeichnet sein Leben mit einem Satz: „Er lebte nur im Glauben und nicht im Schauen."

Claudius
über
Fénelon:
Er lebte nur
im Glauben
und nicht
im Schauen

Obwohl in einem etwas altertümlichen Deutsch abgefaßt, sind seine Gedanken auch heutzutage hilfreich, um zur äußeren und inneren Ruhe zu kommen:

Wenn man Gott gefunden hat, so ist bei den Menschen nichts weiter zu suchen. Der wahre, gute Freund ist inwendig im Herzen; das ist der Bräutigam, der eifersüchtig ist und alles übrige entfernt.

Wenn die Zerstreuung der Sinne und die Lebhaftigkeit der Sinne die Einbildungskraft der Seele hindern, sich auf eine sanfte und sinnliche Art zu sammeln, so muß sie sich wenigstens durch die Kraft des geraden Willens beruhigen; alsdann ist das Verlangen nach Sammlung selbst eine Art von Sammlung, die hinreichend ist; man muß zu Gott zurückkehren und mit einem aufrichtigen Sinn alles tun, was er von uns will getan haben.

Wie ist der Friede, der von Gott kommt, so verschieden von dem Frieden, den die Welt gibt! Er stillet die Leidenschaften; er fördert die Reinheit des Gewissens; er ist unzertrennlich von der Gerechtigkeit; er vereinigt mit Gott; er stärkt uns gegen die Versuchungen. Diese Reinheit des Gewissens wird durch den öfteren Gebrauch der Sakramente unterhalten (1. Kor. 11,27f.). Die Versuchung, wenn sie uns nicht überwältigt, bringt allezeit ihre Frucht mit sich. Der Friede der Seele besteht in einer gänzlichen Hingebung in den Willen Gottes.

Fénelon schrieb viele Briefe, die heute noch lesenswert sind. Einige Auszüge zeigen dies recht deutlich:

Eine wahre Einfalt; eine gewisse Stille des Geistes, welche die Frucht ist zu einer gänzlichen Hingebung in alles, was Gott will; eine Geduld und ein Mitleiden mit den Fehlern des Nächsten, das die Gegenwart Gottes einflößt; eine gewisse Aufrichtigkeit und eine gewisse Kindes-Gelehrigkeit, seine Fehler zu bekennen, dafür gestraft sein und sich dem Rat erfahrener Personen unterwerfen wollen – das sind Tugenden, die wahrhaft nützlich und geeignet sind, Sie zu heiligen.

… die Bekümmernis, die Sie noch über viele Dinge haben, kommt davon her, daß Sie nicht alles, was Ihnen begegnen kann, mit völliger Hingabe an Gott annehmen.

Stellen Sie denn alle Dinge in seine Hände und opfern sie zum voraus auf in Ihrem Herzen. Von dem Augenblick an, wo Sie nicht nach Ihrem eigenen Sinn mehr wollen, und wo Sie alles, was Gott will, unbedingt wollen, werden Sie nicht mehr so viele unruhige Rückblicke und Bedenklichkeiten über das, das Sie angeht, bei sich spüren; Sie haben nichts zu verbergen noch zurechtzulegen …

Sobald wir merken, daß irgendein fremder Gegenstand uns zu viel Vergnügen und Freude macht, so laßt uns unser Herz davon trennen; und damit es gehindert werde, seine Ruhe in der Kreatur zu finden, ihm sofort seinen wahren Gegenstand, unser höchstes Gut, welches Gott ist, vorstellen.

Wenn wir treu sind, innerlich mit den Kreaturen zu brechen, das heißt zu hindern, daß sie nicht bis in den Grund der Seele eindringen, den unser Herr sich vorbehalten hat, darin zu wohnen und darin hoch geachtet, angebetet und geliebt zu werden, so werden wir bald die reine Freude schmecken, die Gott einer freien und von allen menschlichen Anhänglichkeiten losgemachten Seele unfehlbar geben wird.

Wenn wir in uns ein heftiges Verlangen zu irgend etwas, was es auch sein möge, gewahr werden, und wir merken, daß unser Gemüt uns mit einer zu großen Lebhaftigkeit zu dem hintreibt, was nun getan werden soll, sei es auch nur ein Wort zu sagen, einen Gegenstand zu sehen, irgendeinen Schritt zu tun, so laßt uns kurz und gut stehenbleiben und die Voreile unserer Gedanken und den Sturm unseres Tuns zurückhalten, weil Gott selbst gesagt hat, daß sein Geist nicht im Sturme wohne.

43

Ein vortreffliches Mittel, sich in der inwendigen Einsamkeit und in der Freiheit des Geistes zu erhalten, ist, daß man, wenn eine Handlung zu Ende und geschehen ist, alle Betrachtungen darüber abbreche, indem man alle eigenliebigen Rückblicke, sie mögen uns eitle Freude oder Leid machen, fallen läßt.

Selig ist die Seele, die selbst schweigt, um ihn allein zu hören! Was sagt er doch für tröstliche Wahrheiten, wenn er ungestört redet! Aber Gott redet in seiner eigenen Sprache zum menschlichen Herzen; und so tut auch das Herz des Menschen seinerseits. Es spricht nie kräftiger, als wenn es sich Gott aufschließt und hingibt; denn dieses Aufschließen vor seinem göttlichen Blick und dies Hingeben in seinen göttlichen Willen ist mehr, als Worte sagen können. Gott braucht keine Worte, wenn er seine Wahrheit und seine Liebe schmecken läßt. Lieben Sie, und Sie haben alles gesagt, überlassen Sie sich der unendlichen Liebe, und Sie haben alles gehört und alles begriffen.

Man muß nicht auf freie Stunden warten, wo man seine Tür hinter sich zuschließen könne; der Augenblick, den man gebraucht, über Mangel an Gelegenheit zur Sammlung zu klagen, kann gebraucht werden, sie auf der Stelle zu üben ...

Manchmal sind die Verkrampfungen und Verspannungen so groß, daß man kaum mehr ein Gebet formulieren kann. Vielleicht beten Sie dann mit Fénelon:

Ein Gebet Fénelons

Ich überlasse mich, mein Gott, in deine Hände. Wende diesen Ton, wie du willst; gib ihm eine Form, zerschlage ihn hernach; er gehört dir; er hat nichts zu sagen; mir ist es genug, daß er deinen allezeit wohltätigen Absichten diene und daß nichts in mir deinem Wohlgefallen widerstrebe, für das ich gemacht bin. Fordere, befiehl, verbiete: Was willst du, das ich tun soll? Erhöhet, erniedrigt, getröstet, leidend, deinen Werken gewidmet, unnütz zu allem, will ich dich allezeit gleich herzlich anbeten und allen eignen Willen dem deinigen aufopfern: Es bleibt mir nichts übrig, als in allem mit Maria zu sagen: „Mir geschehe, wie du gesagt hast" (Luk. 1,38).

In neuerer Zeit ist es insbesondere Charles de Foucauld

(1858-1916), der uns tiefe Gedanken zur Meditation hinterlassen hat. Von ihm, dem Franzosen aus altem Adelsgeschlecht, der im Alter von 58 Jahren als Missionar in der Sahara gewaltsam ums Leben kam, können wir vieles zum Stillewerden und zur Besinnung in der heutigen Zeit lernen.

Nachdem Foucauld ein ausschweifendes Leben als Offizier geführt hatte, fand er den Weg zu Christus. In der französischen Sahara, wo er unter den Nomaden lebte, war er bald als „Nachfolger Jesu" bekannt. Unter dem Eindruck der trostlosen Bedingungen der Nomaden in der Wüste wurde ihm zunehmend klar, wie sehr der westliche Materialismus das Leben des modernen Menschen aushöhlen kann. Sein Ziel war es deshalb, zur christlichen Einfachheit zurückzukehren. Immer wieder war es – wie auch schon bei den alten Mönchen und nicht zuletzt bei Jesus selbst – die Einsamkeit der Wüste, die ihn als Ort der Stille zur Meditation anregte.

Zu seinen Lebzeiten war ihm mit diesem Ansinnen jedoch nicht allzuviel Erfolg vergönnt. Aber es blieb nicht bei der Aussaat. Zwanzig Jahre nach seinem Tode ging das ausgestreute Weizenkorn auf. Mit seinen beiden Orden, den „Kleinen Brüdern Jesu" und den „Kleinen Schwestern Jesu", entstanden Zentren der Hilfe für die Allerärmsten in den Wüsten der Sahara, aber auch in den „Wüsten" der Großstädte.

Einige in der Wüste „geborene" Gedanken eignen sich ganz besonders zum Stillewerden, zur Meditation, zur Verinnerlichung. Nehmen Sie sich Zeit zum Nachdenken. Lesen Sie die folgenden Sätze also nicht einfach durch – um „abzuhaken":

Gewöhnlich bereitet Gott seine zukünftigen Gesandten durch ein Leben in der Einsamkeit auf ihre Sendung vor. Es gibt geradezu ein Gesetz der Wüste: Die Wüste als der Ort der Versuchung und als Ort der Vorbereitung. Man muß sich hüten, die Wüste zu verlassen, bevor die festgesetzte Zeit um ist. Man muß einmal die Wüste durchquert haben und darin wohnen, um die Gnade Gottes zu empfangen. Diese Stille, diese Sammlung, dieses Vonsichfortscheuchen all dessen, was nicht Gott ist, ist nötig für unser Herz, damit Gott sein Reich darin aufrichten und die innige Verbindung mit sich schaffen kann.

45

Später werden wir genau in dem Maß Frucht bringen, wie der innerliche Mensch in uns gebildet ist.

Man kann nur mitteilen, was man besitzt. Im Alleinsein und im Leben mit Gott allein schenkt Gott sich dem ganz, der sich in dieser Weise ganz ihm schenkt.

Wir müssen mit Jesus verbunden bleiben, gleich zu welchem Leben er uns beruft. Wir müssen uns Ruhepausen gönnen, Zeiten der Stille in der Gemeinschaft mit Jesus. Man braucht sie in jeder Lebenslage, aber sie sind um so nötiger, je mehr sich unser Leben in der Öffentlichkeit abspielt.

An zwei Dinge müssen wir uns dauernd erinnern: Es ist notwendig, daß wir Jesus nachfolgen, mit ihm leben und unser ganzes inneres und äußeres Leben ihm zur Verfügung stellen. Und es ist nicht erlaubt, auf das noch zurückzukommen, was wir hinter uns gelassen hatten.

Der Glaube läßt alles in einem neuen Licht erscheinen, das anders ist als das Licht der Sinne. So hat der, der aus dem Glauben lebt, das Herz voll neuer Gedanken, neuer Empfindungen und Neigungen, voll neuer Urteile. Neue Horizonte eröffnen sich ihm ...

Es ist gut zu spüren, wie die Tage vergehen. Wer weiß, wieviel uns noch zu leben bleibt? Sei es wenig oder viel: Möge unser Herr selbst in uns wirksam sein, damit der Rest unseres Lebens ganz ihm gehöre, ganz für ihn gelebt werde!

Wer wagt zu behaupten, das kontemplative Leben sei vollkommener als das aktive oder umgekehrt? Hat doch Jesus beides als eines gelebt!

Gott läßt mich in der Stille einen ungeahnten Trost finden, mit dem ich nicht gerechnet habe, Gott bewahrt mich immer noch in seinem Frieden und läßt mich stets weiter an ihn denken.

Es ist ein Jammer, wie oft ich zerstreut bin! Dabei bin ich ganz allein, nichts stört mich. Die unerwartetsten und lächerlichsten Ablenkungen kommen von innen. Auch hege ich häufig Gedanken, die gegen die Liebe verstoßen. Eine Klippe unseres Lebens ist es ja gerade, daß man den Splitter seiner Brüder, aber nicht seinen eigenen Balken sieht.

Gott spricht auf zweierlei Weise zu den Menschen, sozusagen mit lauter und leiser Stimme: Mit lauter Stimme durch die Heilige Schrift, mit leiser Stimme durch all die inneren Worte, die er den Gläubigen eingibt. Unser Herz braucht diese Stille, diese Sammlung, in deren Mitte Gott sein Reich aufrichtet und wo der vertraute Umgang mit Gott Gestalt annimmt.

Genau in dem Maß, wie das Gespräch des Herzens mit Gott Gestalt gewonnen hat, wird später das Leben Frucht tragen. Wenn dieses innerliche Leben gleich Null ist, dann helfen kein Eifer, keine guten Absichten, kein noch so großes Maß an Arbeit. Dann sind die Früchte gleich Null. Dann möchte man den anderen Heiligkeit bringen und kann es nicht, weil man selbst keine besitzt. Man kann nur geben, was man selbst besitzt.

Öffne dein Herz weit, um zu empfangen, was Gott gibt! Du wirst mehr als genug Gelegenheit haben, das Empfangene wieder weiterzugeben. Empfange noch, ehe du geben mußt! Lebe von dem, was Gott gibt!

In der Heiligen Schrift findet sich ein Wort, das uns immer gegenwärtig sein sollte: Daß nämlich Jerusalem wieder aufgebaut wurde „in angustia temporum" – in bedrängter Zeit. Wir müssen damit rechnen, unser Leben lang „in angustia temporum" zu arbeiten.

Schwierigkeiten sind kein vorübergehender Zustand, dessen Ende man abwarten muß, wie bei einem bösen Sturm, wo man die Arbeit erst wieder aufnimmt, wenn sich das Wetter wieder beruhigt hat. Neue Schwierigkeiten sind der Normalzustand. Wir müssen damit rechnen, unser Leben lang bei allem Guten, das wir tun wollen, „in angustia temporum" zu sein.

Der Teufel handelt durch Angst. Dadurch versucht er uns am liebsten. Heiligkeit gibt es nicht ohne Mut, jenen Mut, welcher Gott in der Versuchung um Hilfe ruft.

Je mehr wir in Versuchung sind und je mehr wir leiden, um so mehr müssen wir beten. Im Gebet liegt unsere einzige Hilfe und Kraft, unser alleiniger Trost. Es darf deshalb nicht erlahmen angesichts des Schmerzes und der Macht der Versuchung. Wir dürfen auf keinen Fall der Schwäche unserer Natur erliegen, die unser Herz dazu verleiten möchte, ganz in seinem Schmerz aufzugehen und weiter nichts mehr zu sehen. Schauen wir auf unseren Erlöser, der da ist, bei uns, und sprechen wir mit ihm!

Auch hier soll wiederum ein Gebet die Gedanken Foucaulds abschließen:

Mein Vater! Ich lege mich in deine Hände.
Dir überlasse ich mich ganz und gar.
Tue mit mir, was dir gefällt.
Was immer du tust, ich danke dir.
Ich bin zu allem bereit. Ich nehme alles hin.
Wenn nur dein Wille sich an mir erfüllt
und an allen deinen Geschöpfen!
Ich wünsche nichts weiter, mein Gott.
Ich lege mein Leben in deine Hände.
Ich schenke es dir, mein Gott,
mit der ganzen Liebe meines Herzens.
Weil ich dich liebe und ich mich danach sehne,
mich ganz loszulassen, gebe ich mich in deine Hände,
ohne Maß und ohne Vorbehalt,
mit unendlichem Vertrauen,
denn du bist mein Vater!

Carlo Carretto wurde einer der „Kleinen Brüder" des von Foucauld inspirierten Ordens. Auch er ist ein Mann der Wüste. Er lebte und wirkte sowohl in der Sahara als auch in den Wüsten der Großstädte.

Carretto führt uns auf dem Hintergrund von Johannes 14 in sehr feiner und einfühlsamer Weise in das kontemplative Beten ein. Das Herz des Menschen, das einwilligt, Gott zu lieben, wird – wie er es formuliert – zu einem „Paradies auf Erden".

Die reale Gegenwart des dreifaltigen Gottes, die uns durch das Blut Christi und durch Pfingsten zugänglich geworden ist, verleiht unserer Seele eine Größe, die sich der Mensch nicht einmal erträumen kann.

Warum suchen wir noch einen Gott hinter den Sternen, da er uns so nahe ist, da er in uns ist, ja uns näher ist, als wir uns selbst nahe sein können? Himmel ist dann nicht mehr etwas astronomisch Fernes im Weltall, sondern etwas liebend Nahes, greifbar Nahes, wo ich mit ihm reden, mit ihm gehen, mit ihm leben kann.

Und der Heilige Geist in uns? Er ist der mächtige, kunstvolle Meister, der unsere Vereinigung mit Gott herstellt. Er bringt uns mit Jesus Christus zusammen. Er sagt uns, was wir dem Vater sagen sollen. Er gibt uns einen „neuen" Geist, weil sich unser „alter" als unfähig und schlecht herausgestellt hat. Er tritt für uns ein „mit unaussprechlichem Seufzen". Er leiht unserem schwachen, kindlichen Bemühen seine Kraft und erhebt uns zu Gott.

Wie kann ich noch zu mir selber sagen: „Wer wird mich beten lehren", da ich einen solchen Meister in meiner Mitte habe? Wie kann ich noch zweifeln an der Kraft meines Gebets, wenn es – obschon so gebrochen und lahm – in seinem Aufschwung vom Geist, dem Welten erschaffenden Geist, getragen wird?

Nein, ich werde nicht mehr mich selber im Gebet suchen. Ich werde mich nicht mehr auf mein armes Ich zurückfallen lassen, da ich im Glauben entdeckt habe: Der Geist Gottes ist eingegossen in mein Herz. Doch damit nicht genug. Die Verheißung Jesu spricht von seiner Gegenwart, von einem Wirken seines Geistes und ferner von einer „Offenbarung".

In Joh. 14,21 sagt Jesus, daß er sich uns offenbaren wird. Sich einander offenbaren ist die Aufgabe der Liebe, die niemals aufhören darf, auch nicht in der menschlichen Liebe, weil im geliebten Menschen immer etwas zu entdecken bleibt. Bei Gott aber bleibt „alles" zu entdecken. Dies muß genauer gesagt werden.

Gott ist für den Menschen nicht erkennbar. Alles, was wir von ihm wissen, ist nicht er, ist ein Bild, ein Symbol, ein Zeichen, aber nicht Gott. Nur Gott erkennt sich selbst; seine Erkenntnis bleibt für uns Geheimnis.

In seiner Liebe aber hat Gott beschlossen, sich dem Menschen zu erkennen zu geben, sich ihm zu offenbaren. Dies geschieht in übernatürlicher Weise, in einer auf Erden unübersetzbaren Sprache. Wer unter dem Wirken dieser „Offenbarung" steht, kann sie als solche nicht aussagen; er lebt sie mit seiner ganzen Existenz. Für den, der beten lernen will, ist es entscheidend, dies zu wissen.

Sehr viel Zeit habe ich verloren, weil ich dies erst spät eingesehen habe. Und doch steht diese Wahrheit deutlich im Evangelium. Ich war der Meinung, beim Beten würde alles von mir abhängen, von meiner Anstrengung und der Qualität der Bücher, die ich las, von der Schönheit der Worte, die ich in mein Reden mit Gott einfließen ließ.

Und was noch schwerer wog, ich meinte, die Gottes-
erkenntnis, die ich mir durch Studieren und Nachdenken aneignete, wäre die wahre und einzig mögliche,
und merkte nicht, daß sie nur ein Bild, eine Hülle, eine
Annäherung an die wahre und wirkliche Offenbarung
Gottes war.

Gott ist der Unerkennbare, er allein kann sich mir offenbaren auf Wegen, die ganz und gar die seinen sind. In
Worten, die in keines Menschen Ohr gedrungen, in Begriffen, die alles menschliche Begreifen übersteigen.

Beim wahren Beten wird also von mir mehr Passivität als Aktivität gefordert, mehr Schweigen als Worte,
mehr Anbetung als Studium, mehr Bereitschaft als Bewegung, mehr Glaube als Vernunft.

Ich muß bis ins Letzte begreifen, daß das echte Gebet
die Frucht einer Gabe ist, die der Himmel an die Erde
verschenkt, der Vater an den Sohn, der Bräutigam an die
Braut, der, der hat, an den, der nicht hat, das All an das
Nichts. Und je mehr sich dieses All dem Nichts nähert,
desto mehr breitet sich grenzenlose Unergründlichkeit
aus.

Man spürt, in dem Maße, wie die Liebe zu Gott in uns
wächst, wächst die Erkenntnis Gottes; von dieser Erkenntnis können wir aber nichts sagen. Wir wissen nur,
es ist eine geheimnisvolle, persönliche, dunkle Erkenntnis. Jedoch lesen wir in Joh. 14,21: „Ich werde mich
euch offenbaren."

Diese „Offenbarung", die Gott von sich selbst dem
Menschen gibt, ist die Seele, die Frucht, der Atem des
sogenannten „kontemplativen" Gebets, eine echte Vor-
ausnahme des ewigen Lebens, von dem Jesus sagt:
„Dies ist das ewige Leben: Dich, den einzigen und wahren Gott, zu erkennen und Jesus Christus, den du ge-
sandt hast" (Joh. 17,3).

> Herr, mein Herz ist nicht hoffärtig,
> und meine Augen sind nicht stolz.
> Ich gehe nicht um mit großen Dingen,
> die mir zu wunderbar sind.
> Fürwahr, meine Seele ist still und ruhig geworden
> wie ein kleines Kind bei seiner Mutter;
> wie ein kleines Kind, so ist meine Seele in mir.
> Israel, hoffe auf den Herrn
> von nun an bis in Ewigkeit! (Psalm 131).

Das ist der Psalm des kontemplativen Gebets. Der

Mensch, auf dem Weg zur Wurzel seines Wesens, zu seinem Ziel, zu seinem Schöpfer: Nachdem er die ersten Stufen des Gebets erstiegen, nachdem er es in Leid und Trockenheit von Egoismus gereinigt hat, steht er gleichsam an der Schwelle der Unendlichkeit; dort, wo seine Kräfte nichts mehr vermögen, wo selbst die Meditation unmöglich wird und wo die Worte, die einst so reichlich flossen, zu einem einsilbigen Stammeln der Liebe oder der Klage verstummen.

Hierfür gibt es kein zutreffenderes Bild als das des kleinen Kindes, das gesättigt im Schoß der Mutter ruht. Die Seele hat sich jetzt ganz klein gemacht. Sie hat verstanden, daß sie alles nur empfangen kann und daß ihr einziges Können Lieben-Können ist.

Natürlich ist da auch noch das andere Können: Erkennen-Können. Aber was soll es in solchen Augenblicken?

Der anonyme Verfasser des Buches über das Gebet „Die Wolke des Nichtwissens" sagt hierzu:

„Jedes geistbegabte Geschöpf, Engel oder Mensch, besitzt zwei Hauptfähigkeiten: die Fähigkeit zu erkennen und die Fähigkeit zu lieben. Der Schöpfer beider Fähigkeiten ist Gott. Aber während er für die erste immer unbegreiflich bleibt, wird er doch erreichbar für die zweite – in verschiedenem Maß, je nach der Stufe eines jeden. Nur die Seele, die liebt, kann Kraft ihrer Liebe den erreichen, der allein genügt, um alle Seelen und alle Engel, die je geschaffen wurden, zu sättigen. Das Wunder der Liebe: Sie hört niemals auf, weil Gott sie unaufhörlich erneuert – und warum? Weil er geliebt und nicht gedacht werden kann. Die Liebe kann ihn tasten und halten, das Denken nicht, niemals."

Gott kann ich nur lieben, nicht denken.

Auf den ersten Blick könnte dies seltsam erscheinen, aber diese Wahrheit läßt die Gerechtigkeit Gottes ahnen, die für alle da sein wird. Wäre Gott nur dem Verstand zugänglich, wäre er etwas für die Schlauen, die Gelehrten, die Großen, unbegreiflich aber für die Dummen, die Armen, die Kleinen. So aber ist es nicht, so gerade nicht. Gott offenbart sich in der Liebe, gerade in jener Fähigkeit, in der wir alle gleich sind. Der Direktor liebt nicht anders als der Proletarier, der Gebildete nicht anders als der Ungebildete. Ja, der Liebende steht der Wahrheit näher als der Erkennende: „Ich preise dich, Vater, Herr des Himmels und der Erde, weil du all das den Weisen und Klugen verborgen, aber den Unmündigen offenbart hast" (Matth. 11,25).

Was aber wird mit den Begriffen? Sie werden nicht ausgeschaltet, nicht unterdrückt, das widerspräche der Wesensnatur unseres Geistes. Sie bleiben, aber sie schweigen. Dies nennt man „eingegossene Beschauung" oder „mystische Erkenntnis". Sie mehrt sich vom Schweigen.

Mein Gott, was für ein Abenteuer, nicht mehr zu verstehen, nicht mehr zu sehen ... Wenn wir früher etwas zu haben, etwas zu sein meinten, so hat uns jetzt die Liebe zunichte gemacht.

Ja, die Liebe hat uns zunichte gemacht. Sie hat allen Anspruch, etwas zu wissen, alle Einbildung, etwas zu sein, weggenommen. Sie hat uns zur wahren, geistigen Kindschaft geführt.

Fürwahr, meine Seele ist still und ruhig geworden
wie ein kleines Kind bei seiner Mutter;
wie ein kleines Kind, so ist meine Seele in mir
(Psalm 131,2).

Das ist der höchste Zustand des Gebets: Kind in den Armen Gottes zu sein – schweigen, lieben, sich freuen. Und wenn du dann doch einmal etwas sagen, etwas tun möchtest, dann mache es so: Wähle ein Wort, ein kleines Sätzchen, das deine Liebe zu Ihm zum Ausdruck bringt, und wiederhole es, wiederhole es ruhig, ohne zu versuchen, Gedanken zu formulieren, ohne dich innerlich hin und her zu bewegen, sondern reduziere dich zu einem kleinen, liebenden Punkt vor dem Gott der Liebe. Und wenn du dieses Wort oder dieses Sätzchen zu einem glühenden Pfeil, Symbol deiner Liebe, umgeschmiedet hast, dann wirf, dann wirf ihn gegen die dichte Wolke des Nichtwissens Gottes.

Zerstreu dich nicht, was auch geschieht, jage auch die guten Gedanken weg, sie dienen jetzt zu nichts mehr.

Die höchste Stufe der Kontemplation, die in diesem Leben erreicht werden kann, besteht ganz und gar in dieser Dunkelheit und Wolke des Nichtwissens und in einem blinden Blick auf Gottes reines Wesen, in einem liebenden Sich-Ihm-Entgegenwerfen, ihm allein.

Sich Gott entgegenwerfen, sich in ihn versenken, sich in ihn fallenlassen, der uns verborgen in der Wolke des Nichtwissens an sich zieht – das ist es, was für die Seele jetzt wichtiger als jede andere Übung ist, und das ist mein Wunsch für dich, Bruder. Hierin sind alle Gaben zusammengefaßt, die mir die Wüste geschenkt hat.

Soweit Auszüge aus älteren und jüngeren Meditations-
büchern. Vielleicht war es für Sie ganz neu, in einer solchen Art über dem Worte Gottes zu „brüten". Eines ist Ihnen sicherlich aufgefallen: Es waren häufig nicht die welt-
bewegenden und scheinbar „großen" Dinge, über denen
meditiert wurde, sondern es ging um das eigene Herz –
und dabei um ein Höchstmaß an Ehrlichkeit zu sich selbst
und vor Gott.

Das ehrliche „Beschauen" Gottes und unserer eigenen
Persönlichkeit wird durch Streß und Aktivitäten verhin-
dert. Ist es dann womöglich eine große Fluchtbewegung
vor Gott, die uns von der Stille fernhält und in die Unruhe
treibt?

Wir müssen wieder ehrlicher zu uns selbst und vor Gott
werden. Und diese Ehrlichkeit bricht eben erst in der Stille
durch – einer Stille, zu der man sich heute manchmal zwingen muß.

2.4 Ruhe, Einkehr und Besinnung – heute

Die Umwelt hat sich verändert – der Mensch ist derselbe
geblieben. Wenn wir von einer solchen Grundlage ausgehen, dann sind für den Menschen heute insbesondere diejenigen Entspannungsmethoden von unseren Vorfahren
zu übernehmen, die trotz der veränderten Umwelt zur
Ruhe, Einkehr und Besinnung führen können. Hierzu gehört beispielsweise der „Umgang mit den Gedanken", die
„Stundengebete" sowie die schon erwähnte Meditation
bzw. Kontemplation.

Umgang mit Gedanken

Es ist interessant, daß gerade in jüngerer Zeit eine alte Erkenntnis als Therapieform wieder auflebt, die deutliche
Akzente bei der „Rekonstruktion des verirrten Denkens"
setzt.

Die Macht verirrter oder falscher Gedanken war unseren Vätern wohlbekannt. Sie suchten den Weg aus den Zir-
kelschlüssen verirrten Denkens vor allem dadurch zu finden, daß sie alle Gedanken auf Jesus Christus ausrichte-

ten – ganz im Sinne des Pauluswortes: „Verändert euch durch Erneuerung eures Sinnes" (Röm. 12,2).

Der Weg mit Gott bedeutete für unsere Glaubensväter ein Streben nach der Reinheit des Herzens, nach einem Leben in der Gegenwart Gottes. Es war ein Leben, das vom ständigen Denken an Gott, von seiner Liebe geprägt war und nur in ihm zur Ruhe kommen konnte. Immer wieder haben sie sich mit den Folgen des positiven und negativen Denkens auseinandergesetzt. Und so war ihnen schon damals klar: Wenn wir unserem Kopf nicht vorgeben, was er denken soll, wird er sich mit all demjenigen beschäftigen, das sich ihm darbietet. Zerstreuung und innere Zerrissenheit sind die Folgen dieses ziellosen Denkens. Unsere Gedanken haben dann keinen Punkt mehr, von dem aus sie die äußeren Einflüsse sichten und beurteilen können. Sie werden gesteuert und beherrscht von dem, was sie zu sehen bekommen – und dies ist ja heute an einem einzigen Tage oftmals mehr, als früher in einem ganzen Leben.

Darum rät ein auch für unsere Zeit hilfreicher Väterspruch:

Sammlung, nicht Zerstreuung

Hilfestellung der alten Mönche

„Wenn du dich vom Schlaf erhebst, so öffne sofort als allererstes deinen Mund zum Lob Gottes, und stimme Lieder und Psalmen an. Denn die erste Beschäftigung, mit der sich der Geist morgens abgibt, hält an, so wie ein Mahlstein den ganzen Tag über mahlt, was ihm vorgegeben wird, es sei nun Weizen oder Unkraut. Daher sei du immer der erste, um Weizen hineinzuwerfen, bevor dein Feind Unkraut hineinwerfen kann."

Die ersten Gedanken des Tages sind wichtig

Die ersten Gedanken, die wir beim Aufstehen haben, beeinflussen den ganzen Tag – das sollten wir in unserer streßgeplagte Zeit noch deutlicher wahrnehmen als ehedem.

Mehr Mühe, als die Gedanken in der Frühe auf Jesus Christus und das Lob für ihn zu lenken, bereitet es jedoch, dieses Denken dann am Tage zu verwirklichen. Auch hier können wir von den Vätern lernen. Sie haben uns das, was heute in der Wissenschaft als „klassische Konditionierung" bezeichnet wird, längst vorgemacht. Sie stellten nämlich fest, daß die guten Gedanken am Morgen mit ganz bestimmten Handlungen im Laufe des Tages verbunden werden müssen.

Wenn Sie sich beispielsweise vornehmen, tagsüber öfter an Gott zu denken oder einen Satz aus der Bibel zu meditieren, so wird dieser Vorsatz in aller Regel bald vergessen sein. Wenn Sie jedoch den Bibelvers oder das Gebet mit einer Tätigkeit verbinden, die ohnehin verrichtet werden muß, dann können Sie den Vorsatz leichter einhalten, denn Sie binden ihn an eine schon fest eingeschliffene Tätigkeit.

Bibelverse mit praktischer Tätigkeit verbinden

Das kann beispielsweise ganz praktisch der tägliche Weg zur Arbeitsstätte sein – oder so regelmäßig wiederkehrende Tätigkeiten wie Geschirrspülen, Aufhängen der Wäsche usw.

Verbinden Sie doch einfach das Gebet mit solchen täglichen Notwendigkeiten. Selbstverständlich verlangt diese Konditionierung einige Übung, aber bald geht die Verbindung in Fleisch und Blut über und muß nicht immer wieder neu gewollt werden. Sobald Ihnen diese Vorsätze zur Gewohnheit geworden sind, brauchen Sie praktisch keine Energie mehr, um sie durchzuführen.

Man sollte ein Programm aufstellen, wie man sich in kleinen Schritten in ein Leben mit Jesus Christus einüben kann. Es sollte ein bescheidenes Programm sein, das auch durchführbar ist. Wenn Sie nur einen Gang, den Sie täglich gehen, zu einer Einübung in die Gemeinschaft mit Christus machen, dann hat sich schon etwas Entscheidendes in Ihrem Leben geändert.

Eine bewährte Methode der Mönche, um auf negatives Einreden zu reagieren, läßt sich auch heute anwenden: Sobald mir ein negativer Satz in den Sinn kommt, setze ich sofort einen positiven Satz dagegen. Zumeist war es bei den Mönchen ein Satz aus der Heiligen Schrift, den sie für solche Fälle parat hatten.

Positiv entgegnen

Noch etwas können wir in diesem Zusammenhang von den Mönchen lernen: Sie haben zuerst einmal ruhig durchgeatmet, ohne gleich zu reagieren bzw. ein Urteil zur Hand zu haben. In einer solchen „Atemzeit" kann man sich beispielsweise angewöhnen, für den Menschen, der einen aufregt, ein kurzes Gebet zu sprechen und sich selbst und ihn vor Gott zu stellen. Solche Reaktionen sind im konkreten Fall meist nicht mit dem Willen zu steuern. Man muß sie geübt haben – und Lernen braucht seine Zeit.

Zuerst einmal tief durchatmen

Hier merken wir etwas von dem besonderen Glaubensverständnis der Väter. Glauben war für sie weniger ein Fürwahrhalten von Dogmen, sondern in erster Linie ein „So-tun-als-Ob", ein völliges Vertrauen auf Gott, auch wenn sie ihn nicht mit Augen sahen. Diese Art des Glaubens entspricht der Heiligen Schrift, wo wir in Hebr. 11,1 lesen, daß der Glaube eine feste Zuversicht dessen ist, was man hofft, und ein Nichtzweifeln an dem, was man nicht sieht.

Dies muß nun ganz konsequent auf die seelische und körperliche Entspannung übertragen werden. Es nützt nichts, wenn wir uns das Wort Jesu immer wieder vorsagen, wir müssen auch danach handeln. Wir können nicht warten, bis wir eine Kraft in uns spüren, bis wir sicher wissen, was zu tun ist. Die Bibel bietet nicht Sicherheit, sondern Gewißheit – und Gewißheit führt zu einer besonderen Art des Lebens: dem Glaubensleben.

Anselm Grün nimmt zu diesem Sachverhalt deutlich Stellung, wenn er sagt:

> Das Einreden von Schriftworten ist keine billige Technik, mit der wir erreichen können, was wir wollen. Es gehört zu dieser Methode der Glaube als das „So-tun-als-Ob", das Wagnis, nach dem Wort auch zu handeln. Das Tun ist das Experiment, das die Richtigkeit der Glaubenshypothese erweist.
>
> Wir wollen die Beweise oft vor dem Experiment unseres Tuns in Händen halten. Wir wollen in uns spüren, daß wir geheilt sind, daß der Herr mit uns ist, daß wir eine neue Schöpfung sind. Wir wollen den Geist Gottes in uns erfahren und erst auf die Erfahrung hin handeln. Doch mit dieser Einstellung verstellen wir uns die Heiligung. Wir halten ängstlich an uns fest. Wir wollen uns durch das Wort Gottes selbst erlösen und selbst heilen und erst als Geheilte, als Menschen ohne Schwächen, uns den anderen darstellen.
>
> Doch das ist letztlich Unglaube. Wir glauben nur an das, was wir spüren, was wir erfahren. Und so verbauen wir uns neue Erfahrungen, so verbauen wir uns die eigentliche Glaubenserfahrung. Die Erfahrung des Glaubens macht erst der, der springt, bevor er erfahren hat, der so tut, als ob es stimmt, bevor er es mit Gewißheit weiß. Der Glaube braucht Erfahrungen; sonst wird er in uns verblassen. Aber die Erfahrung macht man erst im Experiment des Tuns.

vgl. Philippis!

Unser Glaube wurzelt nicht in Erfahrungen, aber wer sein Leben an Jesus Christus ausrichtet und mit ihm so selbstverständlich rechnet wie mit den alltäglichsten Dingen, der macht Erfahrungen – täglich neue Erfahrungen.

Stundengebete

Immer wieder hat die moderne Depressionsforschung gezeigt, daß neben der Rekonstruktion falscher Gedankengänge eine klare Strukturierung des Tagesablaufs gegen Ängste – und damit auch gegen Verspannungen anzugehen verhilft. Im folgenden Kapitel wird noch näher darauf eingegangen. An dieser Stelle wollen wir lediglich die „Tageszeitgebete" oder „Stundengebete" erwähnen. Solche Gebetszeiten bringen eine feste Ordnung und dadurch mehr Sicherheit in den Tagesablauf.

Feste Regeln sind hilfreich gegen Ängste

In vielen Kommunitäten und Bruderschaften sind Stundengebete heute wieder zur festen Gepflogenheit geworden – sie gehörten jedoch schon zum jüdischen Leben zur Zeit Jesu (Apg. 3,1) und haben sich über Jahrhunderte hinweg bewährt.

„Stundengebete" gab es schon zur Zeit Jesu

Charakteristisch für die Stundengebete ist nicht nur ihre zeitliche Regelmäßigkeit, sondern auch die immer wiederkehrende Form des Ablaufs. Manche Christen befürchten, daß vorgegebene Gebete zu einem „Plappern" führen können. Gewiß, dies ist möglich, doch kann ein liturgisches Gebet auch eine große Hilfe sein – und zwar besonders dann, wenn man vor lauter Streß, Verspannung oder Angst keine eigenen Worte mehr findet. Auch Jesus betete am Kreuz in größter Todesangst Psalmworte, die aus der Liturgie Israels in ihm lebten.

Als Beispiel für ein Tageszeitgebet möchte ich das „Morgenlob" aus dem wertvollen Buch „Tageszeitgebete der Jesus-Bruderschaft Gnadenthal" vorstellen.

„Mit meinem Geist suche ich dich am Morgen."
Jes. 26,9.

„Mein Herz ist bereit, Gott, mein Herz ist bereit, daß
ich singe und lobe." Ps. 57,8.

„Wach auf, meine Seele, wach auf, Psalter und Harfe,
ich will das Morgenrot wecken!" Ps. 57,9.

Ist es nicht ein herrlicher Gott, der an mir Interesse
hat! Darum soll ihm auch die erste Stunde des Tages
gehören. Noch bin ich müde und schwer. Ehe ich
so recht zu mir komme, höre ich seine Worte:
„Siehe, ich stehe vor der Tür und klopfe an. Wenn jemand meine Stimme hört und die Tür auftut, werde
ich zu ihm hineingehen" (Offb. 3,20). Wie ganz anders verläuft der Tag, der von Gottes Wort geprägt
ist. Ich muß mich nicht um meine Aufgaben und
Probleme drehen, sondern darf mein Leben aus seinen Weisungen verstehen; ich darf die Wahrheit aufnehmen, die allein aus Gottes Mund kommt. Jeden
Morgen neu möchte ich mich von ihm prägen lassen, indem ich tief in die Botschaft Christi ein-
dringe, ihren Sinn zu erfassen suche und mehr und
mehr darin wohne.

Die Antwort auf das in der Stille Empfangene ist das Gebet, der Lobgesang. Es kommt nicht darauf an, lange oder
wohlgeformt zu beten. Gerade das schlichte und einfache
Gebet ist oft echt und wesentlich. Dieses Gebet ist vor
Gott sehr kostbar, weil es aus der Ergriffenheit des Herzens kommt. Es ist ein Zwiegespräch der Liebe zwischen
dem lebendigen Gott und seinen Menschen.

Morgenlob

E Unsere Hilfe steht im Namen des Herrn,

A der Himmel und Erde gemacht hat.

> *Psalm(en) oder Lied(er)*
>
> *Freies Gebet*
>
> *Wort für den Tag mit kurzer Auslegung oder Stille*
>
> *Bitten für konkrete Anliegen des Tages*
>
> *Lied*

E *) Im Brief an die Kolosser ermahnt uns der Apostel:
„Alles was ihr tut, das tut von Herzen als dem Herrn
und nicht den Menschen, weil ihr wißt, daß ihr vom
Herrn zum Lohn das Erbe empfangen werdet. Dem
Herrn Christus dienet!"

A Dazu helfe uns Gott. Amen.

> *) *oder:* Wir stellen uns unter ein Wort aus der Berg-
> predigt für diesen Tag

E Jesus Christus spricht zu seinen Jüngern:
„Geht hin, siehe, ich sende euch wie Lämmer mitten
unter die Wölfe."

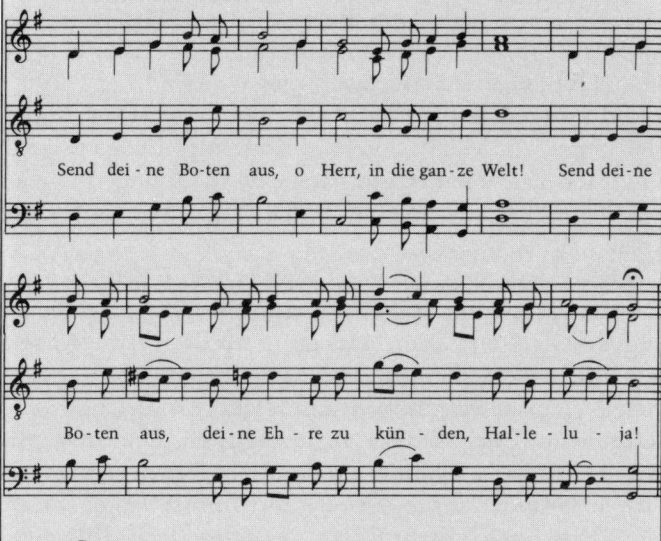

Send dei - ne Bo - ten aus, o Herr, in die gan - ze Welt! Send dei - ne
Bo - ten aus, dei - ne Eh - re zu kün - den, Hal - le - lu - ja!

> *Segen*

A Und wohin wir gehen, dahin kommt nun auch der
Herr.

Christliche Meditation

Meditation ist kein Heilsweg

„Ist Meditation für jedermann notwendig", so fragt Friso Melzer in seiner „Entscheidungshilfe zur Frage der Meditation", oder „ist sie gar der Heilsweg?" Und er antwortet klar und eindeutig: „Nein!"

Jesus Christus hat uns das Heil gebracht, für die Hingabe an ihn und die Entgegennahme seiner Gabe benötigt es keiner besonderer Übungen. Wer sich ohne Schwierigkeiten innerlich sammeln kann, wer sich Christus hingeben kann wie ein kleines Kind, wer sich ohne Schwierigkeiten in die geöffneten Arme seines Heilandes fallen lassen kann, ganz Auge, ganz Ohr, ganz Herz für seinen Herrn sein kann – der findet leichter intensive Lebensgemeinschaft mit Jesus Christus.

Grenzerfahrungen und östliche Meditationstechniken

Viele Menschen nehmen heutzutage die Angebote fernöstlicher Meditationsübungen wahr und hoffen auf die „Grenzerfahrungen", die ihnen so mancher Guru verspricht. Nicht wenige meinen sogar, ihre Selbstverwirklichung nur zu finden, wenn sie nach Indien pilgern, um die Meditationsübungen vor Ort nachvollziehen zu können. Nicht zuletzt deshalb hat Meditation in vielen christlichen Kreisen einen schlechten Beigeschmack. Man vermutet spiritistische oder okkulte Zusammenhänge, die bei manchen Übungen tatsächlich auch gegeben sind.

Im vorigen Kapitel habe ich aber zu zeigen versucht, daß christliche Meditation bzw. Kontemplation eine lange Tradition hat. Wir tun gut daran, diese Übungen wieder neu in unser hektisches und streßerfülltes Leben aufzunehmen.

Bei vielen Menschen sind die Schwerpunkte verschoben

Die Verlagerung unseres Denkens von innen nach außen, ausgelöst durch die Eroberung der Kontinente, die industrielle Revolution und das empirisch-naturwissenschaftliche Forschen, hat dem Menschen unserer Tage die Schwerpunkte verschoben. Ein solches Ungleichgewicht kann er auf Dauer jedoch nicht aushalten. Und so wurde ihm in den letzten Jahren verstärkt sein Defizit an menschlichen Grunderfahrungen bewußt: Immer lauter wurde der Wunsch nach mehr Wärme, Geborgenheit, Ruhe und Frieden geäußert. Die Ausweitung der „New Age-Bewegung" ist ein deutliches äußeres Zeichen für solche Sehnsüchte.

Ist mit Hilfe der Meditation die Schwerpunktverlagerung wieder rückgängig zu machen?

Natürlich können wir die Meditationsübungen der Väter, die in einer ganz anderen Welt gelebt haben, nicht unverändert übernehmen. Wir müssen sie an unsere Zeit und die heutigen Erfordernisse angleichen. Wichtig erscheint mir jedoch, daß wir unsere Schwerpunktverlagerung überhaupt erkennen, daß wir merken, daß wir einer „qualifizierten Verinnerlichung" bedürfen. Danach erst sollten wir darüber nachdenken, welche Möglichkeiten zur Meditation es in der Praxis gibt.

Nicht einfach imitieren

Bereits im vorangehenden Kapitel wurde beschrieben, was unter Meditation und Kontemplation zu verstehen ist: Christliche Meditation heißt, daß im Mittelpunkt aller Meditationsbemühungen Jesus Christus selbst steht.

Kernstück der christlichen Meditation: Jesus im Mittelpunkt

Meditation ist dann keine Selbsterlösung, wie man dies in östlichen Religionen findet, sondern eine besondere Art, die Erlösung zu begreifen, die uns durch das Leiden, Sterben und die Auferstehung Christi zuteil geworden ist.

Christliche Meditation (d.h. Kontemplation) geht jedoch noch weiter, denn in Christus wohnt nicht nur die Fülle der Erlösung, sondern auch die der Schöpfung (Kol. 1,16). Gott hat durch ihn, in ihm und auf ihn hin alles erschaffen. Er ist der Erstgeborene der gesamten Schöpfung. „Sobald die Meditation in die letzte Tiefe des Menschen und aller Dinge hineinsteigt, begegnet sie Christus, dessen Fülle alles durchdringt und in allem zum Aufleuchten kommt" (Melzer).

Voraussetzungen für eine christliche Meditation

Meditation ist ein Weg zur Stille, und manchmal braucht man auf diesem Wege einen kundigen Führer. Noch wichtiger aber ist Geduld; denn Meditation kann dem Menschen nicht übergestülpt werden; er muß sie erlernen.

Meditation kann man lernen

Der Lernende muß fähig werden und fähig bleiben, seine Spannungen im richtigen Umfang aufzulösen. Würde er alle Spannungen auflösen wollen, so käme er nicht zur Meditation – er würde vermutlich einschlafen.

Im richtigen Maße Spannungen aufzulösen, hat deshalb ein Ziel: Das Aufsehen auf Jesus Christus, das „Schauen und Lauschen", soll nicht mehr behindert werden.

Ein äußerer Weg hierzu ist das Erlernen einer Atemtechnik, die das Zwerchfell einbezieht. Auch ohne zu meditieren ist diese Art der Atmung für den allgemeinen Gesund-
heitszustand förderlich. Redner und Sänger arbeiten während ihrer Ausbildung lange Zeit daran. Es lohnt sich also,
ganz neu atmen zu lernen, und ich habe deshalb diesem
Thema in Kapitel 3 einen besonderen Abschnitt gewidmet.

Praxis der christlichen Meditation

Zum Meditieren braucht man Zeit. Wer meint, sich diese
nicht nehmen zu können, hat falsch gerechnet, denn Meditation vermehrt die Zeit und vermindert sie nicht.

Wer meditiert, gewinnt einen gesammelten Geist und ist
deshalb imstande, die Dinge danach schneller zu erledigen. Auch wird ihm bald klar werden, daß manche Aktivität ohne Nachteil unterbleiben kann.

Uhrzeit und Dauer der Meditation hängen von den
äußeren Gegebenheiten ab. Man sollte jedoch zumindest
einmal pro Woche eine Viertelstunde meditieren (Lotz).

Als Ort empfiehlt sich ein Raum, in dem einen niemand
stört. Es sollte möglichst immer derselbe Raum sein, weil
dann eine Konditionierung eintritt, d.h. schon die vertraute Umgebung vermittelt ein Gefühl der Entspannung.

Wenn Sie morgens meditieren, hat es sich bewährt, das
Thema schon am Vorabend auszuwählen, um mit diesem
Thema einzuschlafen und beim Erwachen dorthin zurück-
zukehren.

Meditiert werden kann sitzend oder liegend. Beim Sitzen soll der Rücken gerade sein. Die Beine ruhen recht-
winklig zum Boden hin (Kutschbockhaltung). Die Arme
sind gelöst und entspannt.

Lassen Sie die Achseln heruntersinken, glätten Sie die
Falten auf der Stirn und im Gesicht, senken Sie den Blick
und schließen Sie die Augen. Jetzt versuchen Sie – wie im
dritten Kapitel dieses Buches zur „Progressiven Muskelentspannung" beschrieben –, ihre Muskeln zu entspannen.

Wird die Meditation im Liegen durchgeführt, sollten
Sie versuchen, sich behaglich auszustrecken, also nicht
zusammenzurollen. Dabei spüren Sie, wie Ihr Körper
schwer auf der Unterlage liegt.

Genauso, wie nun Ihr Körper entspannt sitzt oder liegt, versuchen Sie dann, Ihr Inneres zu „glätten". Als Christen dürfen wir unseren Herrn und Heiland hierum bitten, und wir dürfen wissen, daß vor seinem Sieg alle anderen Mächte weichen müssen.

Das Gebet ist eines der größten Geschenke Gottes. Und hier zeigt sich der fundamentale Unterschied der christlichen Meditation bzw. Kontemplation zu allen anderen Meditationsformen: Wir reden mit Jesus Christus, unserem Herrn, der uns durch sein Sterben am Kreuz und seinen Sieg über den Tod den Weg zu Gott geöffnet hat.

Im Gegensatz zu Gottesdienst und Gebetsgemeinschaft, wo Fürbitte, Dank und Anbetung überwiegen, liegt der Schwerpunkt bei der christlichen Meditation auf dem stillen Gebet. Man kann in der Stille alle Unruhe „ausatmen" – etwa mit den Worten des Psalmisten: „Eile, Gott, mich zu erretten, Herr, mir zu helfen!" Oder noch kürzer: „Herr, gib mir deinen Frieden!"

Es gibt keine starren Formen für Gebete. Sagen Sie deshalb das, was Sie selbst auf dem Herzen haben. Aber beten Sie nur einen kurzen Satz, und wiederholen Sie am besten immer wieder dieselben Worte.

Versuchen Sie nicht, das Meditationsgebet zum Fürbittegebet zu machen. Bedenken Sie: „Alles hat seine Zeit"; für viele Worte und Gedanken ist jetzt kein Platz. Das langsam wiederholte Gebetswort ist einer der Herzpunkte der Meditation.

Es kann für manchen hilfreich sein, wenn die Augen während der Meditation nicht geschlossen sind, sondern auf einem gedruckten oder geschriebenen Gebet ruhen können, um dieses langsam zu lesen und zu wiederholen.

Auch Bilder, etwa aus der christlichen Kunstgeschichte, können für die christliche Meditation sehr hilfreich sein (z.B. Leonardo da Vincis Abendmahl oder der Isenheimer Altar). Wir können uns jedoch auch die Geschehnisse der Evangelien selbst „erbilden" und damit Kunstwerke erschaffen, wie sie kein Meister je würdiger gemalt hat. Hierzu gehört dann vor allem das Bild unseres gekreuzigten Herrn Jesus Christus. Es gibt auch eine Reihe von Bildbänden mit entsprechenden Texten, die sich ausgezeichnet zur Meditation eignen.

Wie schon erwähnt, ist die richtige Atmung bei der Meditation wichtig – und am wichtigsten dabei das Ausatmen. Durch ruhiges und tiefes Ausatmen entspannen sich die Muskeln des Körpers. Deutlich erlebt man im ganzen Körper das Gefühl der Ruhe und Entspannung, das dem Ausatmen folgt. Spannung wird sozusagen „weggeatmet", und dies führt bei jedem Atemzug immer tiefer in die Stille hinein.

Praktische Beispiele einer christlichen Meditation

Bisher haben wir hauptsächlich die Hintergründe der Meditation beschrieben. Rein theoretisch kann man diese Form der Stille und der Begegnung mit Gott jedoch nicht erlernen. Man muß das Gelesene praktisch anwenden.

Nachfolgend werden noch einige kurze Anweisungen gegeben, dann können Sie sofort beginnen.

Beachten Sie die weiter oben beschriebenen äußeren Voraussetzungen, und planen Sie ungefähr eine halbe Stunde Zeit ein.

Es werden Ihnen im folgenden mit großer Schrift einige Bibelworte vorgegeben. Verweilen Sie mit Ihren Augen bei diesen Worten. Sie sollten sie einige Male lesen. Es sind Worte zum wirklichen Ausruhen.

Verweilen Sie bei diesen Worten, und lassen Sie alles, was sonst noch im Text steht, vorläufig unberücksichtigt.

Wenn es anfangs noch nicht klappt, brauchen Sie vielleicht etwas mehr Anleitung und Hilfestellung. Darum sind – mit kleinerer Schrift gedruckt – einige Sätze ergänzend zugefügt.

Lassen Sie Ihre Gedanken leicht, fast schwebend, über die im Text genannten Anhaltspunkte gleiten. Sie müssen sich nicht zu tiefgreifenden Grübeleien zwingen. Es gibt keinen Zwang, daß eines der Worte unbedingt gelesen bzw. darüber meditiert werden muß.

Ruhen Sie bei einem der Worte oder Sätze aus – diese Zeilen sind heute für Sie wichtig.

Meditation 1: Streß und Ruhe

Bibelwort zur Meditation:

Und Jesus sprach zu ihnen: Geht ihr allein an eine einsame Stätte und ruhet ein wenig.

Markus 6,31

Gedanken zur Meditation:

Ich darf meinem Herrn in der Stille begegnen.

Ich mache mich auf und gehe hinaus aus der Stadt. In eine verlassene Gegend, Wüste, Einsamkeit, Stille.

Langsam wird es in mir immer ruhiger. Jesus ist mir nahe.

Ich werde ruhig, wenn ich daran denke, daß ich jetzt meine ganze Unruhe hinausatmen und ihm abgeben darf.

Ich darf jetzt die Liebe und Güte Gottes einatmen. Die Stille und Geborgenheit Gottes umschließen mich.

Ich darf Gott für die Stille, die Ruhe, die Geborgenheit in ihm danken.

Bibelwort zur Meditation:

**Herr, sei mir gnädig,
denn mir ist angst!
Mein Auge ist trübe geworden
von Gram,
matt meine Seele
und mein Leib.**

Psalm 31,10

Gedanken zur Meditation:

Ich darf Angst haben, mein Herr hatte auch Angst! Er versteht mich.

Zu ihm darf ich kommen. Er hat Raum für mich. Er stößt mich niemals hinaus.

Ich darf ihm mein Innerstes öffnen. Den Ort, wo die Angst sitzt.

Ich darf die Angst hinausatmen. Stück für Stück. Jesus nimmt sie auf sich.

Jesus hat die Angst der Welt getragen.

Ich darf Frieden und Freude einatmen. Meine Seele füllt sich.

Und wenn die Angst wiederkommt: Herr, dann darf ich mit dir sprechen. Ich darf sie immer wieder zu dir bringen.

Du sagst:

**In der Welt habt ihr Angst;
aber seid getrost,
ich habe die Welt überwunden.**

Johannes 16,33

Ängst können bleiben – aber der Sieg Jesu steht felsenfest.

2.5 Literaturangaben

Carretto, C., In deiner Stadt ist deine Wüste, Freiburg, Basel, Wien, 1978.

Carretto, C., Wo der Dornbusch brennt. Geistliche Briefe aus der Wüste, Freiburg, Basel, Wien, 19. Auflage 1987.

Dürr, H., Der evangelische Heilige: Gerhard Tersteegen. In: Schritte (1987) 11,15-36.

Fénelon, F./Claudius, Matthias, Allgemeine Anleitung, um den innerlichen Frieden zu haben, Wuppertal 1984.

Helbig, G., August Hermann Franckes Lebensweg, Stuttgart 1967.

Frische, R., Wasser aus der Wüste. Worte aus dem Leben von Charles de Foucauld, Gießen 1988.

Grün, A., Einreden, Münsterschwarzacher Kleinschriften 19, 1983.

Lotz, J.B., Einführung in die christliche Meditation, Freising 1985.

Loyola, Ignatius v., Die geistlichen Übungen, Freiburg 1981.

Melzer, Friso, Konzentration, Meditation, Kontemplation, Kassel 1974.

Melzer, Friso, Innerung. Wege und Stufen der Meditation, Kassel 1977.

Melzer, Friso, Versenkung oder Begegnung? Stuttgart 1987.

Pola, Th., Das Wort in der Antike. In: Veeser W. u.a.(Hg.), Theologische Auseinandersetzung mit dem Denken unserer Zeit, Band 4, Neuhausen 1985.

Sartory, G. u. Th., Johannes Cassian, Freiburg 1981.

Stählin, Wilhelm (Hg.), Das Gottesjahr, Jahrgang 1938.

Tageszeitgebete der Jesus-Bruderschaft Gnadenthal, Hünfelden 1985.

Trebing, Ch. (Hg.), Herr, führe mich in die Stille, Hammersbach 1979.

Weber, M., Die protestantische Ethik. Hg. v. Johannes Winkelmann, Gütersloh 1982.

3. Psychotherapeutische Hilfestellungen

Beim Studium des vorangegangenen Kapitels haben Sie sicherlich erkannt, daß die Begegnung mit dem Wort Gottes zu einer tiefen Ruhe und Entspannung führt. Weder die Bibel noch die Schriften der Glaubensväter zeigen leibfeindliche Tendenzen. Es geht bei der Entspannung um den ganzen Menschen – nicht nur um seinen Kopf.

Psychotherapie löst nicht die Schuldfrage

Ohne Zweifel ist jedem Bibelleser klar, daß man durch Entspannungsübungen persönliche Schuld nicht „wegtrainieren" kann. Auch der bestens ausgebildete Psychotherapeut ist nicht in der Lage, psychische Störungen, die ihre Ursache in nichtvergebener Schuld haben, mit therapeutischen Techniken aufzulösen.

Es gibt allerdings viele Christen, die die Schuldfrage ihres Lebens gelöst haben, die wissen, daß sie Gottes Kinder sind – und die dennoch unter den Nachwirkungen ihres Lebens ohne Christus leiden. Viele Christen sind auch beruflich so stark eingespannt, daß deutliche Streßerscheinungen auftreten. In solchen Fällen können Entspannungsübungen „von außen" sehr hilfreich sein.

Auch für den Seelsorger, der im Sinne der biblisch-therapeutischen Seelsorge psychotherapeutisches „Handwerkszeug" einsetzt, sind äußere Hilfestellungen notwendig. Er kann beispielsweise im Sinne einer „Gegenkonditionierung" arbeiten und hierzu Entspannungsübungen anwenden, um einen körperlichen Ruhezustand herbeizuführen.

Das Beherrschen einer richtigen Atemtechnik wurde im vorangegangenen Kapitel bereits erwähnt. Auch die Bedeutung der Musik für die Entspannung soll noch untersucht werden. Aber vorab gilt es zu fragen: Dürfen Christen denn überhaupt solche Methoden aus der Psychotherapie einsetzen? Könnte es nicht sein, daß es hierbei zu einer okkulten Belastung kommt?

Okkultismus?

An anderer Stelle habe ich klarzulegen versucht, daß wir zwischen „passivem" und „aktivem" Okkultismus unterscheiden müssen (Dieterich, Psychotherapie – Seelsorge,

68

Biblisch-therapeutische Seelsorge, Neuhausen 1987). Aktiver Okkultismus liegt dann vor, wenn Menschen *wissentlich und willentlich* mit den Mächten der Finsternis in Verbindung treten. Darum müssen wir ausloten, was an den verschiedenartigen Entspannungstechniken „okkult" ist, um gegebenenfalls eindringlich zu warnen.

In der Einleitung wurde bereits darauf hingewiesen, daß bei einigen fernöstlichen Entspannungsverfahren (z. B. der Transzendentalen Meditation) Methode und Weltanschauung nicht getrennt werden können. Dies zeigt Anneliese Harf in ihrem Buch „Yoga im Alltag" sehr deutlich, wenn sie schreibt: „Würde ... eine Yoga-Atemübung auf westliche Weise durchgeführt, blieben die erhofften Wirkungen aus und – wie sich bedauerlicherweise schon gezeigt hat – würden sogar schaden. Durch den Versuch, Prana (ein Sanskritwort, das nach Vivekananda die Gesamtheit aller im Weltall wirkender Energien ausdrükken soll) verstandesgemäß, emotionell, willentlich oder durch Atemverhaltungen aufzunehmen und zu lenken, kann dem Übenden der innere Zusammenhang von Prana und Atem nie zur Erfahrung werden."

Bei Yoga fließt die Religion ein...

Tatsächlich ist es möglich, durch religiös-ideologisch inspirierte Entspannungsübungen in den Bereich des aktiven Okkultismus zu geraten. Deshalb warne ich vor solchen Verfahren, bei denen der religiös-ideologische Überbau die Methoden bestimmt. Wir sollten aber das Kind nicht mit dem Bade ausschütten, was bedeuten würde, *jede* Form der psychotherapeutischen Hilfestellungen abzulehnen. Eine große Anzahl empirisch-wissenschaftlicher Untersuchungen hat gezeigt, daß man häufig zwischen den praktischen Methoden und ihrem ideologischen Überbau sehr klar trennen kann. D. h. es gibt wirksame Methoden zur Entspannung, die sowohl von Hindus als auch von Christen – aber auch von Agnostikern – durchgeführt werden können.

Es gibt Entspannungstechniken, die vom ideologischen Überbau gelöst werden können

Gefährlich wird es allerdings dort, wo – im Gegensatz zu Yoga – keine klare Grenze gezogen werden kann. Oftmals ist es für den Unkundigen dann nicht möglich zu erkennen, welchen Einflüssen er sich aussetzt. Im Zweifelsfalle sollte man sich deshalb besser in „vertraute Gebiete" zurückziehen.

Um eine solche „Vertrautheit" zu schaffen, sollen die

nachfolgenden Verfahren zur Entspannung, zum Streßab-
bau, zum Finden der Stille und Besinnung usw. so genau
beschrieben werden, daß sie praktisch nachvollziehbar
sind. Wie bereits im ersten Kapitel dargelegt, sind die verschiedenen Möglichkeiten ungefähr gleich wirksam. Sie
müssen daher keinesfalls alle Verfahren beherrschen. Suchen Sie sich dasjenige heraus, das am ehesten zu Ihrem
Lebensstil und zu Ihrer Persönlichkeit paßt…

Einige Verfahren sind sehr einfach; sie haben sich schon
jahrhundertelang bewährt. Sie können damit bereits beim
Lesen dieses Buches beginnen.

Schieben Sie Ihren Sessel etwas vom Schreibtisch
weg, und lehnen Sie sich zurück. Stecken Sie nun
die Finger beider Hände ineinander und umfassen
mit beiden Händen das rechte Knie. Wenn Sie jetzt
das Knie einige Sekunden so stark wie möglich
spannen, indem Sie versuchen, es durchzudrücken,
haben Sie schon eine erste Entspannungsübung gemacht. Es empfiehlt sich, diese Übungen abwech-
selnd mit dem rechten und linken Knie durchzuführen.

Verkrampfungen und Entspannungen kann man
auch versuchen „wegzubürsten". Hierzu beginnen
Sie mit kreisenden Massagebewegungen (zu denen
man natürlich nicht unbedingt eine Bürste verwenden muß) am rechten Bein. Bürsten Sie zuerst die
Fußsohlen, dann die Zehen, den Fußrücken und
weiter bis zur Hüfte. Daran anschließend wird das
linke Bein und danach der Oberkörper behandelt.
Beachten Sie: Stets zum Herzen hin bürsten!

Vielleicht sind Sie Anhänger von Wasserbehand-
lungen – eine gute Möglichkeit, um gegen Verspannungen anzugehen. Ihre Beine sollten jedoch vor
der Behandlung warm sein. Damit der (kalte) Was-
serstrahl ohne hohen Druck aus der Leitung fließt,
sollten Sie evtl. den Kopf der Brause abschrauben
oder aber eine Einstellung des Brausekopfs suchen,
die keinen scharfen Strahl verursacht.

Lassen Sie nun das Wasser nach unten fließen, so

daß es gleichmäßig die Rückseite Ihrer Beine umspült. Führen Sie den Strahl von der rechten Ferse zur rechten Kniekehle und wieder zurück, danach dasselbe mit dem linken Bein. Daran anschließend werden die Vorderseiten der Beine in gleicher Weise behandelt. Das fließende Wasser sollte jeweils einige Sekunden an Kniekehlen und Kniescheiben verweilen. Der gesamte Guß dauert ca. eine Minute. Danach sollten Sie, ohne vorher abzutrocknen, Wollstrümpfe anziehen und durch Bewegung für Nachwärme sorgen.

Es gibt sehr empfehlenswerte, einfache Lockerungs- oder Entspannungsübungen, die relativ unbekannt sind. Wenn Sie, ehe Sie mit den „großen" Methoden beginnen, noch etwas Erfahrung sammeln wollen – oder wenn Sie aus aktuellem Grunde nicht so lange warten können, bis Sie die „großen" Methoden erlernt haben –, dann probieren Sie doch einfach die folgenden Übungen:

Vorübungen

1. Kreuz
Legen Sie sich auf den Rücken, und atmen Sie tief durch. Die Arme sind neben dem Rumpf ausgestreckt, so daß die Handrücken auf der Unterlage liegen. Die Schultern fallen schlaff auf die Unterlage, der ganze Körper wird schwer. Diese Übung sollten Sie ca. 20 Atemzüge lang durchhalten.

2. Brücke
Legen Sie sich auf den Rücken, und ziehen Sie die Beine leicht an, so daß die Knie hochstehen. Die Hände liegen seitwärts vom Körper (ca. 45°) mit dem Handrücken nach oben. Die Augen sind geschlossen. Heben Sie nun den Rücken und das Gesäß leicht vom Boden ab, und atmen Sie dabei tief ein. Halten Sie den Atem so lange wie möglich an und den Rücken möglichst durchgebogen. Verbleiben Sie eine Weile in dieser Stellung, und lassen Sie sich dann, nach langsamem Ausatmen, schlaff auf die Unterlage sinken.

3. Schaukel

Sie sitzen im Schneidersitz und fassen mit den Händen die Fußspitzen an. Ihr Oberkörper wird nach vorne gebeugt, bis der Rücken fast rund ist. Dann atmen Sie völlig aus und lassen sich beim langsamen Einatmen nach rückwärts abrollen. Beim Ausatmen wird langsam wieder die erste Stellung eingenommen.

4. Armübung

Setzen Sie in Schrittstellung den linken Fuß nach vorne, und stellen Sie den rechten Fuß im Winkel dazu. Verlagern Sie Ihr Körpergewicht auf das linke Bein, wobei Sie die Wirbelsäule aufrecht halten sollen. Kreisen Sie mit dem rechten Arm, und zwar von hinten nach vorne oben, bis es in der Hand anfängt zu kribbeln (durch den erhöhten Blutandrang). Halten Sie den Atem nach Kräften an, ohne sich zu verkrampfen. Danach atmen Sie langsam aus, und nach Wechsel der Füße führen Sie dieselbe Übung mit dem linken Arm durch.

Das waren einige allgemeine und recht einfache Übungen. Sicherlich können Sie schon nach kurzer Zeit recht gute Erfahrungen damit machen.

In den folgenden Abschnitten möchte ich Ihnen nun weitergehende Möglichkeiten zur Entspannung auf psychotherapeutischem Hintergrund vorstellen und jeweils auch Übungsmöglichkeiten anbieten.

3.1 Ordnung schaffen

Ordnung muß sein! – Ordnung macht zwanghaft!?

„Das sind doch altmodische Tugendvorschriften", wird man beim ersten Lesen der Überschrift entgegnen. „Man kann sich doch in einer sterilen und geordneten Atmosphäre überhaupt nicht wohlfühlen." Vielleicht denken Sie so – und handeln auch entsprechend. Dann könnte eine wesentliche Ursache Ihrer Verspannung, Ihres Streßzustandes genau hier liegen.

Gewiß, ich höre das Gegenargument: „Man kann auch vor lauter Ordnung zwanghaft werden." Wie wär's dann mit einem Mittelweg?

Nachfolgend möchte ich Ihnen zeigen, wie man Ordnung in das Handeln und Denken bringt und dies dann als wirksame Entspannungshilfe einsetzen kann.

3.1.1 Ordnung in mein Handeln bringen

Viele Menschen wissen keine Antwort zu geben, wenn man sie nach den Ursachen ihres verkrampften und hektischen Lebens fragt. Sie haben das „irgendwie gar nicht bemerkt". Und es ist in der Tat so: Verspannung, Verkrampfungen und Streß schleichen sich ein. Man übernimmt immer mehr Arbeit, Verantwortung, Pflichten. In der Regel sind die jeweiligen Teilaufgaben gar nicht so groß. Jede für sich gesehen könnte ohne weiteres bewältigt werden. Irgendwann aber kommt der Zeitpunkt, wo schon eine Kleinigkeit mehr „das Faß zum Überlaufen bringt".

Die Verspannung nimmt oftmals fast unmerklich laufend zu

Geht es Ihnen auch so? Dann müssen wir gemeinsam an der Sache arbeiten. Wenn Sie mit „Nein" antworten und dennoch dieses Buch gekauft haben, vielleicht sogar bei den Testverfahren im ersten Kapitel ein ganz passables Ergebnis erreicht haben, dann sollten Sie trotzdem die folgenden Fragen beantworten. Es könnte durchaus sein, daß Sie sich im Laufe der Zeit an Ihren Zustand gewöhnt haben.

1. Wachen Sie manchmal nachts mit Muskelkrämpfen auf, und leiden Sie morgens an Muskelverspannungen?
2. Fühlen sich einzelne Ihrer Muskeln tagsüber hart oder verspannt an? Bitte einmal täglich zu bestimmten Zeiten überprüfen!
3. Fühlen Sie sich, ohne eindeutige organische Ursachen, manchmal ziemlich müde? (Es könnte sein, daß diese Müdigkeit dadurch entsteht, daß Sie Energie zur Anspannung der Muskeln brauchen.)
4. Haben Sie öfter (mehr als ein- bis zweimal pro Woche) Kopfschmerzen? (Es könnte sein, daß die Schmerzen deshalb auftreten, weil Sie Ge-

Eine kurze und einfache Checkliste

sichts-, Nacken- oder Schultermuskeln unwill-
kürlich anspannen.)

5. Haben Sie Schlafstörungen, d.h. brauchen Sie in
   der Regel länger als eine Stunde zum Einschlafen? Wachen Sie ein- oder zweimal pro Woche
   während der Nacht oder schon frühmorgens
   auf? (Es könnte sein, daß Sie sich nachts nicht genügend entspannen.)

6. Haben Sie häufig (d.h. ein- oder zweimal pro
   Woche) Magenschmerzen? (Es könnte sein, daß
   dies durch Spannungen verursacht wird.) Sie
   sollten in diesem Falle unbedingt auch einen Arzt
   konsultieren.

7. Fühlen Sie sich oft nervös und zappelig? Auch
   dies wäre ein Grund, Entspannung zu lernen.

Haben Sie
Ihr Problem
gefunden?

Es könnte sein, daß die hier genannten Symptome bei
Ihnen zwar auftreten, aber nicht Ihr Hauptproblem aus-
machen. Bitte überlegen Sie dann, welches Ihr wirkliches
Problem ist.

Hierzu können Sie das nachfolgende Arbeitsblatt
(Abb. 1) „Meine persönlichen Probleme, die mich in Streß
und Verspannung führen" fotokopieren und ganz individuell ausfüllen.

Nachdem Sie zunächst wahllos notiert haben, versehen
Sie die einzelnen Probleme mit Ziffern. Damit können Sie
selbst entscheiden, welchen Stellenwert Sie dem Problem
beimessen und wo Sie mit der Entspannung beginnen
wollen. Wichtig ist bei dieser Auflistung, daß Sie auch notieren, zu welchen Zeiten (Tageszeit, Wochentag, Monat
usw.), an welchen Orten und mit welchen Personen oder
Sachen der Streß- und Verspannungszustand deutlicher als
sonst auftritt.

Gründliches
Erfassen
der Ver-
spannungen

Abbildung 1

Meine persönlichen Probleme, die zu Streß und Verspannung führen				
Problem	Wann? (Zeit)	Wo? (Ort)	Mit wem? (Personen)	Stellenwert

Nach dem Erkunden der Streßsituationen sollten Sie nun auch die *Entspannungsmöglichkeiten* gründlich erfassen. Die nachfolgende Tabelle (Abb. 2) hilft Ihnen dabei.

Es ist wichtig, daß wir auch den positiven Zustand festhalten. Viele verspannte Menschen haben es aufgegeben,

Gründliches Erfassen der Entspannung

75

sich Freude zu gönnen, und versuchen dies sogar theologisch zu begründen. Manche glauben, sie dürften sich niemals entspannen und auch keine Freude und Vergnügen haben. „Freuet euch in dem Herrn allewege, und abermals sage ich: Freuet euch!" ruft Paulus den Philippern zu.

Dieser Aufruf gilt auch Ihnen. Denken Sie einmal darüber nach, wann Sie solche entspannten und fröhlichen Zeiten haben, und notieren Sie diese im Arbeitsblatt „Ich fühle mich ohne Streß und Verspannung".

Abbildung 2

Ich fühle mich ohne Streß und Verspannung				
Situation	Wann? (Zeit)	Wo? (Ort)	Mit wem? (Personen)	Stellenwert

Mit Hilfe der beiden Beobachtungs- und Arbeitsbogen haben Sie eine gewisse „Ordnung" in die Umstände gebracht, die zu Streß und Verspannung führen. Jetzt ist Ihr „Gegner" klarer umschrieben. Oft besteht die einfachste Lösung darin, diesen Gegner zu umgehen. – Sie haben ja bei der Bearbeitung des zweiten Bogens bemerkt, daß es in Ihrem Leben auch entspannte Situationen gibt. Suchen Sie diese bewußt auf!

Nicht allen Spannungen kann man allerdings ausweichen, und darum müssen wir einen sinnvollen Umgang mit den „Stressoren" erlernen bzw. systematisch Situationen einplanen, die zur Entspannung führen.

Es hat sich bewährt, durch die Verwendung eines ausführlichen Terminkalenders Ordnung in den Tagesablauf zu bringen. Im Buchhandel werden eine ganze Reihe von Modellen angeboten. Sie können sich diesen Kalender aber auch selbst herstellen. Sinnvoll ist das Ringbuch-Format A5. Das Muster einer Seite ist in Abb. 3 dargestellt.

Ordnung durch Planung

Ohne bestimmte Regeln nützt dieses Kalenderblatt allerdings wenig. Folgendes ist zu beachten:

1. Notieren Sie bereits am Vorabend die für den nächsten Tag einzuhaltenden Termine, die notwendigen schriftlichen oder telefonischen Kontakte und auch die Aufgaben, die unabhängig von der Zeit erledigt werden müssen.

2. Es empfiehlt sich, schon bei der Planung den voraussichtlichen Zeitbedarf einzutragen und jeder Aufgabe ein Prioritätsmaß zu geben (etwa in dem Sinne: „A" = dringend, muß selbst erledigt werden, „B" = sollte an andere Mitarbeiter, Freunde, Kollegen usw. abgegeben werden, „C" = nicht ganz so wichtig, kann evt. noch etwas warten).

3. Beachten Sie bei der Zeitplanung, daß Sie keine kleineren Einheiten als halbe Stunden verwenden – sonst werden Sie zum Sklaven Ihres Kalenders, und genau das Gegenteil dessen tritt ein, was Sie durch die Strukturierung erreichen wollten.

4. Planen Sie unbedingt auch die Freiräume ein, die Sie mit Ihrem Arbeitsbogen „Ich fühle mich ohne Streß und Verspannung" gefunden haben. Und behandeln Sie diese als genauso vorgegeben und unumstößlich, wie es Ihre „wichtigen" Besprechungstermine sind. Sie dürfen ohne weiteres auf die von Ihnen vorgegebene Zeitbegrenzung hinweisen. Jeder Geschäftspartner, aber auch Freunde und Verwandte, werden dies schätzen – und Sie selbst können entspannter leben.

5. Am Abend des Tages nehmen Sie das Arbeitsblatt zur Hand und prüfen, ob die einzelnen Aufgaben erledigt worden sind.

6. Sehr empfehlenswert ist es auch, als „Tagesziel" für jeden Tag ein Bibelwort einzutragen (nicht nur die Bibelstelle, sondern ausgeschrieben), das Ihnen bei Ihrer Stille vor Gott wichtig geworden ist. Es steht damit als Motto für den ganzen Tag und wird diesem Struktur geben. Jedesmal, wenn Sie Ihren Kalender öffnen, werden Sie das Wort erneut lesen und bedenken können.

Selbst-organisation

„Selbstorganisation" nennen Unternehmensberater ein solch systematisches Vorgehen. Zusätzlich empfehlen sie noch folgende Punkte zu beachten:

1. Nie mehr als 60 Prozent der Arbeitszeit verplanen, den Rest für Unvorhergesehenes freihalten.

2. Tätigkeiten, die weniger als eine halbe Stunde beanspruchen, in der Zeiteinschätzung zusammenfassen. D.h. nicht mit den Minuten geizen, sonst entsteht neuer Streß.

3. Wer pro Tag ein bis zwei Stunden für niemanden ansprechbar ist, kann in dieser Zeit ein Vielfaches schaffen. Man sollte diese Zeiten einplanen und dann auch konsequent freihalten.

4. Ähnliche Tätigkeiten lassen sich zusammenfassen – das schützt vor Verzettelung. So ist es z.B. vernünftig, alle

Abbildung 3

				Wochentag	
				Datum	
		Woche Nr. _____		Monat	

Zeit	Termine	erl.	✉	☎	Kontakte	erl.
06						
07						
08						
09						
10						
11						
12						
13			Prio-rität	Zeit-bed.	Aufgaben	
14						
15						
16						
17						
18						
19						
20					Bibelwort für den Tag	
21						
22						
23						

Telefongespräche nacheinander zu führen. Routine-korrespondenz zusammenkommen lassen und nach-einander bearbeiten, Fachartikel sammeln und erst im Zusammenhang lesen. Dies erspart die Konzentra-tion auf immer neue Arbeiten.

5. Weil man sich auf genau fixierte Zeiten schnell ein-stellt, ist es vernünftig, für regelmäßig anfallende Ar-beiten feste Zeiten zu reservieren. So putzt die Haus-frau sinnvollerweise nicht die ganze Wohnung an ei-nem Tag, sondern verteilt die Arbeiten auf die Woche, jeden Tag für einen andern Wohnbereich.

6. Jeder Mensch hat seine individuelle Leistungskurve, seinen persönlichen Arbeitsrhythmus. Routinearbei-ten sollte man immer dann erledigen, wenn man sich in der Gegend des Tiefpunkts befindet.

7. Für häufig wiederkehrende Tätigkeiten sollte man sich eine Ablaufliste („Checkliste") anlegen. So muß man sich nicht jedesmal neu einarbeiten und wird we-niger Fehler machen.

8. Ordnung am Arbeitsplatz ist zwar bei vielen Men-schen verpönt, weil sie meinen, ihre Kreativität leide darunter. Jedoch läßt sich zeigen, daß Unordnung zu Streß und Verspannung führt. Deshalb sollte nur das auf dem Schreibtisch liegen, was am selben Tag erle-digt werden kann. Dies gilt sinngemäß natürlich auch für die Hausfrauen an ihrem Arbeitsplatz.

9. Jeder Mensch braucht seine individuelle „schöne" Umgebung, um dort kreativ zu sein. Man sollte sich deshalb den Arbeitsplatz so herrichten, daß man gern dort arbeitet. Dazu gehören auch private Gegen-stände.

10. Perfektion braucht viel Zeit, und übertriebener Per-fektionismus erzeugt enormen Druck. Man sollte deshalb lernen, kontrolliert zu vernachlässigen.

3.1.2 Ordnung in mein Denken bringen

Die sogenannten „kognitiven Therapien" gehen u.a. von der Grundannahme aus, daß Menschen deshalb psychisch gestört sein können, weil sie bestimmte unlogische oder irrationale Ideen gedankenlos akzeptieren.

Ein junges Mädchen beispielsweise hat irgendwann einmal gehört, daß es etwas „mollig" sei, und diese (subjektive) Meinung der Schulkameradinnen unreflektiert übernommen. Seit diesem Zeitpunkt sieht es sein ganzes Leben nur noch durch die Brille „Ich bin zu dick, ich muß abnehmen". Tatsächlich und objektiv handelt es sich hier um eine verirrte Denkweise – die allerdings gar nicht so einfach verändert werden kann.

Falsche Gedanken verfestigen sich

Bezogen auf unser Thema der Entspannung kann es sehr wohl sein, daß Christen ein „verirrtes Denken" zeigen. Vielleicht meinen sie, Gott nur zu gefallen, wenn sie eine lange Gebetsliste haben, jeden Tag eine bestimmte Anzahl von Menschen ansprechen, immer für Jesus fröhlich sind usw.

Natürlich wissen Christen sehr wohl, daß sie das Gebet brauchen wie den Atem, daß sie in den Dienst des Herrn gestellt sind und mit ihrem Leben ein Zeuge Jesu Christi sein sollen. Zwanghaftigkeit kann jedoch auf geistlichem Gebiet – genauso wie in anderen Bereichen – zu Streß und dann auch zu körperlichen Verspannungen führen. Verirrtes geistliches Denken können wir beispielsweise dadurch verändern, daß wir – wie Paulus – eine andere Einstellung zur Leistung bekommen, d.h. verstehen, daß gerade in unserer Schwachheit die Stärke unseres Herrn liegt.

Eine neue Sicht der Dinge ist nötig

Mit einem „verirrten Denken" wird man nicht geboren, man hat es erlernt. Auf diesem theoretischen Hintergrund weisen die kognitiven Therapien darauf hin, daß man Menschen deshalb auch lehren kann, die Störungen abzubauen. D.h. sie können lernen, logischer und rationaler (bzw. in geistlicher Hinsicht: theologisch richtig) zu denken. Irrationale Annahmen müssen durchschaut und unlogische Gedanken, die daraus abgeleitet sind, als solche erkannt werden.

Verirrtes Denken wurde erlernt – und kann wieder verlernt werden

Beck, Ellis und Lazarus haben eine ganze Reihe von falschen Grundannahmen zusammengestellt, die oftmals zu Verspannungen und Streßerscheinungen – manchmal sogar zu tiefgreifenden Depressionen führen.

Ursachen eines solchen „verirrten Denkens" könnten u.a. sein:

Zweipolige Logik

Wir neigen dazu, menschliche Eigenschaften nur zweipolig zu sehen und in Extremen zu denken. Unsere Kollegen, Freunde, Gemeindemitglieder oder auch Familienangehörige sind dann entweder „brav" oder „frech", „gesund" oder „krank", „reich" oder „arm", „groß" oder „klein", „schön" oder „häßlich", „intelligent" oder „dumm", „geschäftlich erfolgreich" oder „Versager" usw.

Auch was die Entspannung anbelangt, denken viele Menschen so. Sie gehen davon aus, daß man entweder völlig verspannt oder gänzlich entspannt sein müßte.

Alle praktischen und wissenschaftlichen Befunde sprechen jedoch gegen eine solche Denkweise. Die allermeisten menschlichen Eigenschaften und Zustände zeigen sich nicht in den Grenzbereichen, sondern eher in einer mittleren Ausprägung. Es ist also gar nicht „normal", extrem brav, gesund, reich zu sein! Und auch eine völlige Entspannung kann nur im Ausnahmefall erreicht werden.

In Sprüche 30,8f. wird begründet, warum der „goldene Mittelweg" sehr hilfreich sein kann. „Armut und Reichtum gib mir nicht; laß mich aber mein Teil Speise dahinnehmen, das du mir beschieden hast. Ich könnte sonst, wenn ich zu satt würde, verleugnen und sagen: Wer ist der Herr? Oder wenn ich zu arm würde, könnte ich stehlen und mich an dem Namen meines Gottes vergreifen."

Natürlich ist nicht immer der Mittelweg der richtige, denn es gibt absolute Werte, die wir nicht relativieren dürfen. Etwa wenn Jesus Christus sagt: „Ich bin der Weg und die Wahrheit und das Leben; niemand kommt zum Vater denn durch mich" (Joh. 14,6). Auch das Bekenntnis des Petrus: „In keinem andern ist das Heil, auch ist kein anderer Name unter dem Himmel den Menschen gegeben, durch den wir sollen selig werden" (Apg. 4,12) spricht eine eindeutige Sprache, ebenso wie die Frage Elias an das Volk: „Wie lange hinket ihr auf beiden Seiten?" (1. Könige 18,21).

Hier muß man klar unterscheiden zwischen eindeutig vorgegebenen biblischen Fundamenten und einem oftmals lieblosen Denken im praktischen Leben. Aus den Worten Jesu in Joh. 14 zu schließen, alle praktischen Lebensvollzüge seien extrem („entweder – oder"), ist solch ein „verirrtes Denken". Es führt in Zwanghaftigkeit und Verspannung – bis hin zu Neurosen.

Übergeneralisierung

Eng verwandt mit dem zweipoligen Denken sind Probleme, die durch Übergeneralisierung (falsche Verallgemeinerung) entstanden sind.

Hat man einmal Positives oder Negatives mit einer bestimmten Personengruppe erlebt (oder auch nur gehört oder gelesen), dann wird das Erlebte auf alle Angehörigen dieser Personengruppe übertragen. Beispielsweise werden alle Theologen, Ärzte, Psychologen, aber auch alle Ausländer oder Menschen, die einer anderen Religionsgemeinschaft angehören, für gut oder schlecht gehalten. Man sagt etwa verallgemeinernd: „Alle Studenten, die an der Universität XY Theologie studiert haben, sind vom Glauben abgefallen", oder in positivem Sinne: „Alle Mütter, die nicht zur Arbeit gehen, erziehen ihre Kinder richtig", oder: „Alle Bücher, die im XY-Verlag publiziert werden, kann man ohne zu prüfen weiterschenken."

„Alle Menschen sind ..."

Um gegen ein solches Denken anzugehen, um Ordnung im Denken zu schaffen und damit Verspannungen vorzubeugen, helfen uns die empirischen Wissenschaften. Im Blick auf das praktische Leben sagen sie: Kaum etwas ist zu hundert Prozent sicher, das meiste ist nur mehr oder weniger wahrscheinlich.

Leben nach dem Urteil anderer Menschen

„Was werden die Nachbarn sagen?"

Ein dritter wichtiger Grund, der zu einem ungeordneten Denken und damit zu Streß und Verspannungen führen kann, ist das Leben nach dem Urteil anderer Menschen. Diese Art des Denkens ist weit verbreitet und wird von vielen Eltern gestützt: „Was werden die Nachbarn sagen …?" wird immer wieder als Argument vorgetragen.

> Ein kleines Experiment könnte Ihre Einstellung zu dieser Frage gründlich korrigieren. Vielleicht waren Sie bislang der Ansicht, daß man nicht mit Lockenwicklern im Haar auf die Straße gehen kann. Sie dachten, alle Leute würden dann nur auf Ihre Haare schauen. Versuchen Sie's doch einmal! Oder gehen Sie einmal probeweise ohne Krawatte ins Büro oder in den Gottesdienst.
> Sie werden staunen: Viel weniger Menschen, als Sie dachten, werden von Ihrem veränderten Aussehen auch nur die geringste Notiz nehmen …

Aussage oder Wertung?

Um Verspannungen vorzubeugen oder bestehende abzubauen, ist es wichtig zu unterscheiden zwischen der einen Aussage: „Ich bin dumm" und der anderen: „Ich habe viele dumme Dinge getan." Hier werden menschliche Wesenszüge mit der ganzen Persönlichkeit verwechselt, und damit wird eine leichtfertig dahingesagte Äußerung zu einem wertenden Urteil.

Es ist hilfreich, sich den Unterschied zwischen einer *Aussage* und einer *Wertung* deutlich bewußt zu machen. „Ich bin eine Hausfrau" ist eine Aussage. „Ich bin *nur* eine Hausfrau" ist eine Wertung.

Immer wieder erlebe ich, daß sich auch in unseren Gemeinden auf diesem Gebiet ein verirrtes Denken eingeschlichen hat, das zu Streß, Verspannung und Depression führen kann. Menschen, die in der Gemeinde brüderlich ermahnt werden, beziehen einen solchen Rat auf ihre *ganze* Persönlichkeit. Sie fühlen sich dann insgesamt „schlecht" oder „verloren" – während der wohlgemeinte Rat doch nur der Veränderung eines einzelnen Wesenszuges galt.

84

Es ist gut zu wissen, daß durch den Beginn eines neuen Lebens mit Jesus Christus unser Verhältnis zu Gott in Ordnung gebracht wurde. Der Zugang zu Gott ist durch Jesus Christus möglich geworden. Viele unserer Wesenszüge sind deutlich von der Vergangenheit geprägt, sie können sich aber im Laufe des Glaubenslebens ändern. Die Bibel nennt das „Heiligung". Manche Wesenszüge werden jedoch bleiben. Es gibt „Schwachstellen", mit denen wir zeitlebens zu ringen haben. Auch wenn wir immer wieder versagen, hat dies nichts mit unserer „Rechtsstellung" vor Gott zu tun. Wir dürfen täglich aufs neue zu unserem Herrn kommen und Schuld bekennen – in dem Wissen, daß uns niemand aus seiner Hand reißen kann (Joh. 10, 28-29).

Heiligung

Wenn wir die genannten Merkmale des „verirrten Denkens" zusammenfassen, erkennen wir, daß die Ursachen vieler Verspannungen und Streßerscheinungen durch die Art unseres Denkens begründet ist.

Offensichtlich tendieren manche Menschen dazu, Ereignisse, die ihnen in ihrem Leben zustoßen, undifferenziert und global zu beurteilen. Sie denken eher extrem, negativ, kategorisch, absolut, verurteilend. Und auch ihre Gefühle sind anschließend meist extrem und negativ.

Kindliches und unreifes Denken führt zu Verspannungen

Im Gegensatz dazu pflegen entspannte Menschen ihre Lebenssituationen sehr viel differenzierter und vielschichtiger einzuschätzen. Sie denken eher in quantitativen als in qualitativen Begriffen und eher in relativen als in absoluten Maßstäben.

Am Beispiel eines „ängstlichen" Menschen wollen wir diese beiden Arten des Denkens einander gegenüberstellen. So wird deutlicher, was gemeint ist.

Es gibt einerseits eine vererbte „Grundängstlichkeit"; man kann Angst aber auch erworben (erlernt) haben – in beiden Fällen ist die Tendenz zur Verspannung und Verkrampfung deutlicher als bei anderen Menschen gegeben.

Auch bei der Angst kann man umdenken lernen

Wie zeigt sich diese Angst nun bei den verschiedenen Arten des Denkens, und wie kann man dagegen angehen? Die nachfolgende Gegenüberstellung zeigt einen Weg: durch Veränderung des Denkens.

Abbildung 4: Kindliches und reifes Denken

1. **Eindimensional und global**
   Ich bin ängstlich.

   Multidimensional
   Ich bin etwas ängstlich, ziemlich großzügig und intelligent.

2. **Invariabel**
   Ich war immer ein Feigling und werde immer einer sein.

   Variabel
   Je nach Situation ändert sich meine Angst, mal mehr, mal weniger. Es gibt sogar Situationen, wo ich Mut beweise.

3. **Verabsolutierend und moralistisch**
   Ich bin ein jämmerlicher Feigling.

   Relativierend und nicht wertend
   Ich bin ängstlicher als die meisten Leute, die ich kenne.

4. **„Charakterdiagnose"**
   Ich habe einen Charakterfehler.

   „Verhaltensdiagnose"
   Ich gehe zu oft unangenehmen Situationen aus dem Weg und habe viele Ängste.

5. **Irreversibel**
   Da ich von Grund auf schwach bin, kann man nichts ändern.

   Reversibel
   Ich kann Methoden lernen, um Situationen standzuhalten und um meine Ängste zu bekämpfen.

Wie an diesem Beispiel gezeigt, entdeckt man häufig, daß verkrampfte und verspannte Menschen dazu neigen, ihre Erfahrungen als totale (globale) Enttäuschungen oder Niederlagen (eindimensional) und als irreversibel, d.h.

als nicht wiedergutzumachen anzusehen. „Alles wird so bleiben, eine Änderung ist nicht mehr möglich", hört man immer wieder (invariabel). Oftmals beurteilen sie sich selbst als „Versager" (kategorisch bewertend) und halten sich für schicksalhaft gezeichnet (irreversibler „Charaktermangel").

Daß es sich hier auch biblisch gesehen um ein „verirrtes Denken" handelt, ist klar. Doch wie kann man systematisch dagegen angehen? Wie wird das Denken „rekonstruiert"?

Nachfolgend einige praktische Vorschläge:

1. Das Verhalten eines Menschen wird wesentlich davon bestimmt, wie er zukünftige Ereignisse vorausdenkt. Diese Erkenntnis aus der kognitiven Psychologie praktisch angewandt heißt: Die weiter vorne mit den Fragebogen ermittelten Streß- und Verspannungssituationen müssen vorausgesehen und -gedacht (antizipiert) werden. Dieses Vorausdenken sollte in einer ruhigen und entspannten Umgebung erfolgen (beispielsweise vor dem Aufstehen frühmorgens im Bett).

Ereignisse
vordenken

Wichtig dabei ist, daß Sie sich die Situation, in die Sie am heutigen Tage kommen könnten, so vorstellen, daß sie nicht mehr zu Verspannungen führt.

„Das geht doch gar nicht, mich hat das immer so gestreßt", werden Sie jetzt womöglich anmerken. Meine Antwort ist eine Frage: „Vielleicht *wollen* Sie verspannt und gestreßt sein?" Überprüfen Sie diese Frage, ehe wir weitermachen ...

Tatsächlich ist es möglich, sich eine Situation in Gedanken so vorzustellen, wie man dies möchte.

Durchdenken Sie den vor Ihnen liegenden Tag, und suchen Sie nach mehreren praktikablen Lösungen, die Sie in Gedanken durchspielen. Vergessen Sie nicht: Sie können frei denken, vielleicht gibt es ganz neue, bisher unberührte Lösungswege. Ihr Motto bei diesem „Gedanken-Spiel" sollte sein: „Ich brauche mich nicht aufzuregen, ich will die Situationen in aller Ruhe durchdenken und entspannt vorerleben."

Im Laufe des Tages werden Sie mit Sicherheit eines merken: Auch wenn die Situationen nicht alle so verlaufen, wie Sie vorgedacht haben, so ist doch eine größere Ruhe und Ordnung in Ihre Gedankenwelt eingezogen. Und wenn Sie dies noch mit der Gewißheit verbinden, „der Herr wird für euch streiten, und ihr werdet stille sein" (2. Mose 14,14), dann sind auch bisher fast unüberwindbare Situationen zu bewältigen.

2. Bedenken Sie immer wieder die folgenden, auf Ellis zurückgehenden, „rationalen Schwerpunkte". Auch sie helfen, das irrige Denken zu korrigieren.

Rationale Schwerpunkte

● Es ist keinesfalls notwendig, daß ich als Erwachsener von allen bedeutenden Menschen Liebe oder Anerkennung erhalte.

● Ich will meinen Selbstwert weniger von meiner äußeren Stellung und meinem Erfolg bestimmen lassen, sondern von meiner Stellung zu Gott.

● Ich will nicht in Katastrophenstimmung geraten, wenn die Dinge nicht so laufen, wie ich es mir heftig wünsche.

● Unglücklichsein geht fast immer eher auf innere Gedanken als auf äußere Ereignisse zurück.

● Es hat keinen Zweck, sich übermäßig vor Gefahren Sorgen zu machen. Die gefürchtete Situation läßt sich durch Grübeln meist doch nicht abwenden. Ganz im Gegenteil: Die Angst vorher ist oft schlimmer als das Ereignis selbst. Sorgen haben also keinen vorbeugenden Wert.

● Immer den leichten Weg zu gehen, indem man Schwierigkeiten und Verantwortung meidet, führt gewöhnlich zu Trägheit, Angst und Langeweile. Ich muß einen Mittelweg finden zwischen Verantwortungslosigkeit und einem allzu harten Vorgehen gegenüber mir selbst (letzteres kann ein Zeichen von Schuldgefühlen und Selbstbestrafung sein).

● Ich muß ein gesundes Maß an Unabhängigkeit erlangen, anstatt mich immer an stärkere Menschen anzulehnen und mich auf sie zu verlassen. Völlige Unabhängigkeit ist jedoch auch nicht der richtige Weg; denn wir brauchen uns gegenseitig.

● Die Lebensgeschichte jedes Menschen beeinflußt sein augenblickliches Verhalten – doch sie braucht es nicht notwendigerweise immer weiter zu lenken und zu bestimmen. Paulus sagt, weil er um die Vergebung weiß: „Ich vergesse, was dahinten ist, und strecke mich aus nach dem, was da vorne ist, und jage nach dem vorgesteckten Ziel …" (Phil. 3,13f.).

● Es hat keinen Sinn, sich über die Probleme oder Schwierigkeiten anderer Menschen aufzuregen. Konstruktiver Rat oder liebevolle Hilfe sind etwas ganz anderes, als sich an ihrer Stelle oder über sie aufzuregen.

● Jedes Streben nach Vollkommenheit oder absolute Kontrolle über die Erfordernisse des Lebens führt wahrscheinlich zu Panik und Wertlosigkeitsgefühlen. Irren ist menschlich. Es ist wichtig mich zu ermutigen, daß ich aus meinen falschen Entscheidungen lerne, anstatt auf die „perfekte Lösung" zu warten.

Nachdem Sie nun so viel gelesen haben, schlage ich vor, daß Sie noch eine kleine Abschlußübung durchführen – aber bitte ohne in Streß zu geraten!

Suchen Sie zu den falschen, absurden und unrealistischen Meinungen die wahren, bzw. realistischen Entsprechungen. Tragen Sie diese rechts ein. Es ist hilfreich, wenn Sie im Laufe der Zeit auch Bibelstellen hierzu finden könnten. Tragen Sie diese dann in die zweite Spalte ein.

Abbildung 5

Irrige Annahme	Korrektur	Bibel-stellen
1. Jedermann sollte mich mögen, bejahen, lieben. Besonders diejenigen, die mir viel bedeuten.		
2. Ich muß alles gut und richtig machen, sonst tue ich besser gar nichts oder warte, bis ich es gut machen kann.		
3. Bevor ich (und andere) mich wertschätzen, muß ich alles können und erfolgreich sein.		
4. Ich kann meinen Lebensweg nicht beeinflussen; andere Menschen und Umstände bestimmen ihn.		
5. Erfahrungen der Vergangenheit sind unabänderlich.		
6. Es gibt nur *eine* wahre Lösung für mein Problem. Wenn ich sie nicht finde, habe ich versagt.		
7. Ich muß jeden um mich herum glücklich machen, sonst stimmt etwas mit mir nicht.		
8. Ich bin verantwortlich dafür, daß alle Irrtümer dieser Welt berichtigt, daß alle Probleme gelöst werden.		

3.2 Richtiges Atmen

Im zweiten Kapitel war – im Zusammenhang mit Meditationsübungen – immer wieder von der „richtigen Atmung" die Rede, die entscheidend zur Entspannung beitragen kann. Bei den Entspannungsübungen mit Musik spielt die Atmung ebenfalls eine bedeutende Rolle. Aber auch ganz allgemein ist richtiges Atmen gesundheitsfördernd. Es lohnt sich, praktische Übungen durchzuführen.

Wesentliche Grundlage nicht nur der Entspannung

Wußten Sie schon, daß wir pro Tag mehr als zwanzigtausendmal ein- und ausatmen? Tatsächlich denkt man in der Regel erst dann ans Atmen, wenn einem im wahrsten Sinne des Wortes „der Atem ausgeht".

Solche Situationen haben Sie sicher schon erlebt. Sätze aus der Umgangssprache spiegeln diesen Sachverhalt genau: Es kann sein, daß einem „vor Angst der Atem stockt", die Kehle ist „wie zugeschnürt", weil man „vor Schreck den Atem anhält". Man kann ein Ereignis mit „atemloser Spannung" verfolgen. Will man etwas Unangenehmes mitteilen, dann holt man zuerst einmal „tief Luft" usw.

In der östlichen Welt haben sich die Menschen seit jeher gründlicher als wir im Westen mit dem Atmen beschäftigt. So ist es auch zu verstehen, daß bestimmte Atemtechniken mit der Religionsausübung verbunden werden. Im westlichen Kulturkreis neigen wir dazu, das Einatmen in den Vordergrund zu stellen. Es geht um ein „Aufladen" oder „Spannen" und damit um die Möglichkeit des neuen Arbeitens. Im Osten dagegen steht das Ausatmen im Vordergrund – es wird als Lösen oder Befreien verstanden.

Im östlichen Kulturkreis: Ausatmen im Vordergrund

Im westlichen: Einatmen

Rein biologisch gesehen nehmen wir beim Einatmen Sauerstoff auf und ermöglichen dadurch die Verbrennungsvorgänge im menschlichen Körper, während beim Ausatmen Kohlendioxid, d.h. das Verbrennungsprodukt, abgegeben wird. Man kann dieses Ausatmen jedoch noch weiter als nur im biologischen Sinne verstehen. Beim richtigen Ausatmen wird nicht nur Atem losgelassen und Kohlendioxid abgegeben, sondern die ganze Haltung gelassener – d.h. die Verspannung wird mit abgegeben.

Nach diesen Vorbemerkungen ist sicher klargeworden, welche Bedeutung die richtige Atemtechnik für Entspannungsübungen haben kann und wie notwendig es für uns

Mitteleuropäer ist, besonders das richtige Ausatmen zu lernen.

Gestreßte
Menschen
atmen flach Gestreßte Menschen atmen meist in verkrampfter Haltung – mit hochgezogenen Schultern und eingezogenem Kopf. Dadurch findet bei ihnen der Austausch zwischen Sauerstoff und Kohlendioxid zumeist im oberen Lungenbereich statt. Man nennt das „flache Atmung".

Wer mit eingeschnürtem oder eingezwungenem Bauch atmet, behindert beim Einatmen das Ausweichen des Zwerchfell-
atmung Zwerchfells. Man könnte also fast behaupten, daß durch bestimmte Modevorschriften heute viele Verkrampfungen der Menschen „angeatmet" sind. Ein starrer Brustkorb und unbewegliche Schultergürtel behindern den Weg der Atemluft.

Bei der Zwerchfell- oder Bauchatmung hingegen atmet man sozusagen in den Bauch hinein. Das Zwerchfell bewegt sich dabei nach unten, die Bauchdecke wölbt sich vor, und man hat das Gefühl, als gehe der Mittelpunkt des Rumpfes aus dem Brust- in den Bauchraum über.

Streß „weg-
atmen" Wenn wir so „aus dem Bauch heraus" atmen, kann man innerlich auch loslassen. Gelassenheit stellt sich ein, man kann den Streß „wegatmen". Ganz deutlich bemerkt man dabei, wie der Körper, nachdem er sich mit der Ausatemluft von seiner „Schlacke" befreit hat, ganz von allein die nötige Atemluft wieder einsaugt.

Schon seit einiger Zeit gibt es zu diesem Thema Literatur, die auch für westliche Menschen akzeptable Vorschläge zum Erlernen einer guten Atemtechnik enthält. So zeigt Egenolf in seinem „Kleinen Atem-Lehrbuch" einige praktische Beispiele.

Ehe Sie diese Übungen durchführen, sollten Sie einmal bewußt auf Ihr eigenes Atmen achten, denn in der Regel atmen wir ja unbewußt. Versuchen Sie, den Atemvorgang in der Nase direkt zu erkennen.

Registrieren Sie ganz zwanglos den Luftstrom, indem Sie die Aufmerksamkeit auf die Innenfläche der Nasenflügel richten. Sie merken, daß es beim Einatmen an dieser Stelle kühl wird. Achten Sie im Augenblick nur auf diese Kühle. Nun geht es um ein gezieltes Ausatmen. Lassen Sie den Atem ausströmen, bis er gegen Ende des Atemvorganges kaum mehr spürbar ist. An diese Ausatmung schließt sich die Atempause an, eine Phase der inneren Entspannung. Nun folgt wieder die Einatmung.

Atem-
schwer-
punkt zum
Zwerchfell
hin ver-
lagern

Wie schon gesagt, konzentriert sich dieser Vorgang bei den meisten Menschen des westlichen Kulturkreises auf den Brustbereich. Für die „Vollatmung" ist es jedoch besser, den Atemschwerpunkt im Körper nach unten, zum Zwerchfell hin, zu verlegen.

Das Zwerchfell ist eine sehnige, kuppelförmige Muskelplatte, die Brust- und Bauchraum trennt und die in der Ruhelage weit in den Hohlraum der Brust hineinragt. Beim richtigen Einatmen wölbt sich der Bauch nach vorne.

Sie haben, wenn Sie richtig einatmen, das Gefühl, daß sich zuerst der Bauch und zuletzt die Lungen mit Luft füllen. Beim Ausatmen wird der Bauch wieder eingezogen, während die verbrauchte Atemluft ausströmt.

Eine solche Art der Atmung bringt dem Körper nicht nur genügend Sauerstoff, sondern sie trägt auch dazu bei, daß die inneren Verkrampfungen gelöst werden, denn die Zwerchfellatmung bewirkt eine wohltuende Massage der Organe, die rund um das Zwerchfell liegen.

Der Atemfluß sollte ganz ungezwungen und natürlich sein. Am einfachsten ist es, wenn man den Ablauf bewußt gar nicht mehr steuern muß. Ein einfacher Trick zur Entkrampfung ist das „Seufzen". Beim Ausstoßen des Seufzers spüren Sie, wie Lungen und Brustkorb sich weiten und die Muskeln sich lockern.

Sie dürfen
seufzen!

3.3 Progressive Muskelentspannung

Jacobson
1938

Schon im Jahre 1938 hat Jacobson eine relativ einfach zu erlernende Methode zur Entspannung vorgestellt. Im Gegensatz zu den autosuggestiven Techniken, wie sie von Schultz oder Benson entwickelt worden sind, geht es dabei weniger um Vorstellungen im Kopf als um die Anspannung und Entspannung der Muskeln. Man geht davon aus, daß zwischen körperlicher und seelischer Verspannung ein Zusammenhang besteht. Somit kann durch körperliche Entspannungsübungen auch ein seelischer Ruhezustand entstehen.

Zwischen
körperlicher
und
seelischer
Verspan-
nung
besteht ein
Zusammen-
hang

„Progressive" (fortschreitende) Muskelentspannung heißt das Verfahren aus zwei Gründen, die Sie beim Üben sehr rasch entdecken werden:

Zum einen werden Sie bemerken, daß Sie jedesmal ein bißchen mehr entspannt sind als beim letzten Mal. Mit zunehmender Übung stellt sich eine immer bessere Wirkung ein, so daß sich die Entspannung in kürzerer Zeit erreichen läßt. „Progressiv" heißt aber auch, daß anfangs einzelne Muskelgruppen nacheinander entspannt werden. Nach einiger Zeit gelingt dies mit immer mehr Muskelpartien gleichzeitig.

Die
Muskeln
werden
einzeln
angespannt
und
entspannt

Grundlage der progressiven Muskelentspannung ist die systematische Anspannung und nachfolgende Entspannung großer Muskelgruppen des Körpers. Sie können sofort damit beginnen und Ihre ersten persönlichen Erfahrungen machen: Spannen Sie Ihre Muskeln fest an, so stark Sie dies fertigbringen, und lösen Sie dann die Spannung so weit wie möglich. Sie werden dabei ganz deutlich die nachfolgende Entspannung erleben.

Der ständige Wechsel zwischen Anspannung und Entspannung, der bei der progressiven Muskelentspannung systematisch eingesetzt wird, hat seinen Sinn. Wenn Sie Ihre Muskeln bewußt übermäßig anspannen, lernen Sie den speziellen Spannungszustand jedes einzelnen Muskels kennen. Dies ist wichtig, weil man die Spannungen in einzelnen Muskelgruppen unterschiedlich wahrnimmt. Manche Menschen sind nämlich ständig so angespannt, daß sie kaum mehr in der Lage sind, den Unterschied zwischen An- und Entspannung wahrzunehmen.

Außerdem wird durch die Anspannung und darauffolgende Entspannung Energie verbraucht, so daß die Spannung nach der Übung kleiner ist als vorher. Jedesmal, wenn Sie einen Muskel anspannen und danach entspannen, sinkt das Spannungsniveau des gesamten Körpers ein wenig mehr ab, bis Sie schließlich nur noch sehr wenig Spannung verspüren.

Genau wie die anderen Übungen zur Entspannung, läßt sich auch die progressive Muskelentspannung nicht durch Lesen, sondern nur durch Üben erlernen. Jeder Lernprozeß erfordert Zeit, d.h. Sie brauchen bereits etwas Geduld. In zwei Wochen können Sie aber schon ein gutes Stück vorangekommen sein, wenn Sie die nachfolgend beschriebenen Übungen regelmäßig durchführen. Nochmals: Sie brauchen Geduld, und bedenken Sie dabei auch, daß ein zu verbissenes Arbeiten die Verspannungen noch verstärken könnte.

Sie brauchen Geduld

Praxis der progressiven Muskelentspannung

1. Die „Grundrate" der Verspannung

Ehe mit den Übungen begonnen wird, müssen Sie eine eigene „Spannungsskala" entwickeln. Natürlich ist der momentane Spannungszustand Ihrer Muskeln nur subjektiv einzuschätzen; aber diese Art der „Messung" reicht aus. Wir versuchen, die Muskelspannung – ähnlich einem Thermometer – mit Werten zwischen 0 und 100 anzugeben. 0 bedeutet dabei eine absolute Entspannung und 100 den Zustand der höchsten Verspannung, die Sie sich vorstellen können.

Grundrate der Spannung feststellen

Wenn Sie hierzu „Eichpunkte" brauchen, dann stellen Sie sich vor, daß Sie kurz vor dem Aufstehen im Bett liegen und sich noch im Halbschlaf befinden, wohlig und entspannt. Diesen Spannungszustand könnte man als 0 bezeichnen. Der Wert 100 steht entsprechend für die Muskelspannung etwa bei einem Wadenkrampf.

Eichpunkte festlegen

Nachdem Sie die Grenzmarkierungen kennen, schätzen Sie nun täglich die Werte zwischen diesen Markierungen ein. Das „Entspannungstagebuch" (Abb. 6) ist dabei eine Hilfe.

Abbildung 6: Entspannungstagebuch

	So	Mo	Di	Mi	Do	Fr	Sa
Wie zeigt sich die Verspannung? (körperliche Symptome)							
Höchster Wert zwischen 0 und 100 (wann? wo? wer?)							
Niedrigster Wert zwischen 0 und 100 (wann? wo? wer?)							
Was habe ich dagegen unternommen?							

Abends eintragen
Tragen Sie zukünftig, am besten abends, die Extremwerte ein. Notieren Sie auch, wann diese Werte aufgetreten sind, an welchem Ort dies war und welche anderen Menschen dabei waren.

Halten Sie die Symptome der Verspannung fest, z.B. Kopfschmerzen, Magenschmerzen, Herzklopfen, Nackenschmerzen, Schlafstörungen usw.

Symptome festhalten

Entscheidend für die nachfolgenden praktischen Entspannungsübungen ist, daß Sie bereits bei diesen Vorbereitungen sehr gewissenhaft arbeiten. Allerdings sollten Sie wissen, daß ein Spannungszustand o, also die maximale Entspannung, nicht immer der ideale Zustand ist. Zur Bewältigung der meisten Aufgaben ist ein bestimmtes Spannungsniveau erforderlich, sonst ist das „Anregungsniveau" nicht gegeben und die Aufgabe wird in der Regel gar nicht begonnen. Erst wenn das Spannungsniveau zu hoch wird, führt dies im Extremfall zur Lähmung. Für den Alltag ist es demnach sinnvoll, einen mittleren Wert anzustreben, der irgendwo zwischen völliger Entspannung und starker Anspannung liegt.

Spannungszustand o ist unerwünscht

Die Daten sollten ungefähr ein bis zwei Wochen lang festgehalten werden. Dann haben Sie Ihre persönliche „Grundrate" gefunden und können Ansätze für eine gezielte Entspannung suchen bzw. später feststellen, ob die Entspannung überhaupt erfolgreich war.

Wenn Sie das Entspannungstagebuch regelmäßig führen, werden Ihnen vermutlich bald bestimmte Tageszeiten, Orte oder Menschen auffallen, bei denen Sie stark angespannt sind. Wichtig ist, daß Sie diese Situation identifizieren und so genau wie möglich ausformulieren. Es reicht also nicht, nur aufzuschreiben: „Beim Besuch der Chorstunde", sondern in diesem Falle ist genauer zu formulieren: „Beim Vorsingen der Einzelstimmen".

Ergebnisse des Entspannungstagebuches

2. Grundsätzliche Hinweise

Es folgen einige genaue Anweisungen zur progressiven Muskelentspannung. Diese Richtlinien sollten Sie sorgsam studieren, ehe Sie die Methode selbst ausprobieren. (Hierzu gibt es auch eine speziell vorbereitete Kassette, auf der – zusammen mit Entspannungsmusik – die Anweisungen der progressiven Muskelentspannung gesprochen sind. Sie können diese Tonkassette bei TON-ART, Postfach 2240, D-7053 Kernen 2, bestellen.) Entspannung kann man nicht in Hetze durchführen.

Hilfsmittel: Fertige Kassette

Planen Sie deshalb die Übungen in aller Ruhe, und versuchen Sie keinesfalls, Entspannungsübungen zwischen andere dringende Angelegenheiten einzuschieben. Gehen Sie davon aus, daß Sie anfangs ca. eine halbe Stunde täglich benötigen. Wenn Sie die progressive Muskelentspannung nach einigen Wochen erlernt haben, können Sie diese Zeit deutlich reduzieren und in wenigen Minuten zur völligen Entspannung kommen.

Zu Beginn ca. 30 Minuten einplanen

Zu Beginn ist es jedoch wichtig, daß Sie sich genug Zeit nehmen und ganz bewußt auch die Gefühle erleben, die Sie empfinden. Genießen Sie diesen Entspannungszustand!

Suchen Sie sich einen bequemen Platz, wo es in der nächsten halben Stunde mit Sicherheit keine Ablenkung gibt.

Man kann sowohl im Liegen als auch im Sitzen entspannen. Falls Sie es im Liegen tun, müssen Sie allerdings daran denken, daß Sie dabei einschlafen könnten.

Wie schon gesagt, bildet der Wechsel zwischen Anspannen und Entspannen das Kernstück der progressiven Muskelentspannung. Sie werden wahrnehmen, wann in verschiedenen Muskelpartien Spannungen auftreten und mit welchen Muskelgruppen Sie am deutlichsten auf Streß reagieren. Spannen Sie die Muskeln kräftig an, damit Sie das Spannungsgefühl wirklich in jeder Muskelfaser kennenlernen. Sie sollten allerdings nicht so weit gehen, daß

Es darf nicht wehtun

es wehtut oder daß sich einzelne Muskeln verkrampfen.

Wenn Sie die jeweiligen Muskeln angespannt haben, halten Sie diesen Spannungszustand ca. 5-7 Sekunden aus. Am einfachsten geht dies, wenn Sie von 21 bis 27 zählen. Während dieses Zählens sollten Sie das Spannungsgefühl genau registrieren und auch das zunehmende Unbehagen wahrnehmen.

Nach der Anspannungszeit lockern Sie die Muskeln spontan. Genießen Sie das Gefühl der völligen Entspannung und Gelöstheit. Dadurch, daß Sie sich schnell entspannt haben, können Sie den Unterschied zwischen Anspannung und Entspannung deutlich wahrnehmen. Der Entspannungszustand sollte ca. 15 Sekunden lang andauern. Wenn Sie die Übungen mit der Tonbandkassette durchführen, brauchen Sie auf die Zeiten nicht zu achten, die neuen Anweisungen erfolgen im vorgegebenen Rhythmus.

Wiederholen Sie denselben Vorgang nochmals mit derselben Muskelgruppe, und gehen Sie dann zu den nächsten Muskeln über. Sind alle Muskeln auf diese Weise gespannt und gelockert worden, so entspannen Sie sich eine volle Minute lang. Versuchen Sie danach herauszufinden, in welchen Partien immer noch Spannungsgefühle vorhanden sind. In diesem Falle wiederholen Sie den Vorgang noch einmal mit den betreffenden Muskeln.

Am Beispiel der Hand soll Ihnen nachfolgend gezeigt werden, wie Anspannung und Entspannung im einzelnen ablaufen.

Legen Sie als Rechtshänder Ihren rechten Arm (Linkshänder nehmen den linken) auf die Stuhllehne. Schließen Sie jetzt die Hand zu einer kräftigen Faust und registrieren Sie die Spannung in den Knöcheln, Daumen und Fingern. Achten Sie auf die Spannung im Handrücken und Handgelenk und auch darauf, wie sie sich allmählich im Unterarm ausbreitet. Zählen Sie von 21 bis 27, und spüren Sie dabei, wie unbequem es ist und welche Wohltat es wäre, wenn Sie Ihren Körper von der Spannung befreien könnten.

Nun entspannen Sie spontan, öffnen Sie die Faust und erleben Sie, wie die Spannung aus Ihrer Hand weicht, wie es kribbelt, wenn sich die Muskeln lockern. Zählen Sie von 1 bis 20 und genießen Sie, wie eine warme Welle der Entspannung angenehm Hand und Unterarm durchströmt.

Beispiel für die Entspannung der Hand

3. Programm zur progressiven Muskelentspannung

Wenn Sie sich die Tonkassette bestellt haben, brauchen Sie nur den Anweisungen zu folgen und können dieses Kapitel überspringen.

Nachfolgend wird ein Programm angeboten, das die einzelnen Muskelgruppen der Reihe nach zum An- und Entspannen führt. Bitte halten Sie diese Reihenfolge

anfangs ein. Später können Sie variieren und Ihren individuellen Spannungen entsprechend arbeiten.

In aller Regel beginnt man bei der progressiven
Muskelentspannung mit den Händen und Armen.
Die Ausführungen gelten für Rechtshänder; wenn
Sie Linkshänder sind, dann fangen Sie links an.

Hände und Arme

1. Rechte Hand und Unterarm:
Machen Sie eine kräftige Faust, und spannen Sie
Hand und Unterarm an. Schließen Sie jetzt die
Hand zu einer kräftigen Faust, und registrieren Sie
die Spannung in den Knöcheln, Daumen und Fingern. Achten Sie auf die Spannung im Handrücken
und Handgelenk und auch darauf, wie sie sich allmählich in den Unterarm ausbreitet. Zählen Sie
von 21 bis 27. Jetzt entspannen Sie die Muskeln und
zählen von 1 bis 20. Genießen Sie dabei das Entspannungsgefühl.

2. Rechter Bizeps:
Beugen Sie den rechten Arm im Ellbogen und öffnen Sie die Hand, so daß sie zur Schulter zeigt.
Spannen Sie den Muskel an und versuchen Sie, mit
der Hand die Schulter zu berühren, während Sie
gleichzeitig dieser Bewegung mit den Muskeln ent-
gegenwirken. Zählen Sie von 21 bis 27. Jetzt entspannen Sie die Muskeln und zählen von 1 bis 20.
Genießen Sie dabei das Entspannungsgefühl.

3. Linke Hand mit Unterarm:
Entsprechend der rechten Hand mit Unterarm.

4. Linker Bizeps:
Entsprechend dem rechten Bizeps.

Sie sollten darauf achten, daß die Muskeln jeweils
einzeln und bewußt angespannt und entspannt wer-

den. Besonders wichtig ist, daß alle anderen Muskeln in dieser Zeit locker bleiben. Widmen Sie sich deshalb im Augenblick einer einzelnen Muskelpartie. Im weiteren Verlauf der Übungen werden Sie dann lernen, weitere Muskelpartien gemeinsam anzuspannen.

Kopf und Gesicht

Die Anspannungen in Kopf und Gesicht sind häufig auch verantwortlich für Spannungskopfschmerzen und die Anfangszustände einer Migräne. Vielen Menschen gelingt es, durch Entspannen von Kehle, Nacken und Schultern Kopfschmerzen zu reduzieren oder sogar ganz zu verhindern. Bei der Entspannung werden drei Muskelpartien berücksichtigt: Stirn, Augen sowie Mund und Kiefer.

1. Stirn:
Runzeln Sie die Stirn, und achten Sie auf die Spannung, die dabei entsteht. Sie ist ähnlich wie die bekannten Spannungskopfschmerzen. Achten Sie auf die unangenehme Spannung im Bereich der Schläfen und Ohren sowie auf der Kopfhaut. Lassen Sie die Muskeln wieder 5 bis 7 Sekunden angespannt und entspannen dann rasch. Sie spüren, wie die Spannung aus Ihrem Kopf geradezu „herausströmt". Zählen Sie von 1 bis 20, und genießen Sie dabei das angenehme Entspannungsgefühl.

2. Augen:
Kneifen Sie die Augen fest zusammen, und runzeln Sie die Nase. Achten Sie vor allem auf die Spannungen in der Augen-, Schläfen- und Nasengegend. Die Gesichtspartie ist oft besonders stark verspannt, was wir schon gar nicht mehr wahrnehmen. Zählen Sie von 21 bis 27. Jetzt entspannen Sie die Muskeln und zählen von 1 bis 20. Genießen Sie dabei das Entspannungsgefühl.

3. Mund und Kiefer:

Beißen Sie die Zähne fest zusammen, und versuchen Sie ein übertriebenes Lachen, indem Sie die Mundwinkel in Richtung der Ohren ziehen. Es sollte eine Spannung in der Kiefergegend, in den Wangen und an der Kehle entstehen. Sie müssen sich nicht im Spiegel ansehen und dürfen deshalb ruhig Ihr Gesicht deutlich verzerren. Zählen Sie von 21 bis 27. Jetzt entspannen Sie die Muskeln und zählen von 1 bis 20. Genießen Sie dabei das Entspannungsgefühl.

Kehle, Nacken und Schultern

Viele Menschen haben Verspannungen im Nacken und in den Schultern und leiden deshalb immer wieder an Spannungskopfschmerzen. Sollten Sie allerdings Probleme mit dem Nacken haben, ist es ratsam, vorher einen Orthopäden um Rat zu fragen. Von Heilgymnasten werden die Nackenübungen teilweise abgelehnt.

1. Nacken und Kehle (1):

Versuchen Sie, das Kinn auf die Brust zu drücken und dabei gleichzeitig den Gegendruck in den Nacken- und Kehlmuskeln zu vermehren. Es können dabei so starke Kräfte entstehen, daß Ihr Nacken zu zittern beginnt. Außerdem werden Sie eine Spannung an der Kehle bemerken. Sie sollten jedoch nicht übertreiben, sonst entstehen Krämpfe. Zählen Sie von 21 bis 27. Jetzt entspannen Sie die Muskeln und zählen von 1 bis 20. Spüren Sie, wie wohltuend der Entspannungszustand sein kann?

2. Nacken und Kehle (2):

Im Gegensatz zur vorangegangenen Übung versuchen Sie jetzt, den Kopf ganz in den Nacken zurückzudrücken und dabei die entgegengesetzten Muskeln anzuspannen. Es sollte eine deutliche Spannung an der Kehle und im Nackenansatz entstehen. Zählen Sie von 21 bis 27. Jetzt entspannen Sie die Muskeln und zählen von 1 bis 20. Spüren Sie, wie die Spannung aus Ihrem Nacken herausströmt? Genießen Sie dabei das Entspannungsgefühl.

3. Schultern und oberer Teil des Rückens (1):
Drücken Sie die Schulterblätter so weit wie möglich zurück, so als wollten Sie erreichen, daß sie sich berühren. Es sollte eine deutliche Spannung im Schulterbereich und im Brustkorb entstehen. Zählen Sie von 21 bis 27. Jetzt entspannen Sie die Muskeln und zählen von 1 bis 20. Genießen Sie dabei das Entspannungsgefühl.

4. Schultern und oberer Teil des Rückens (2):
Im Gegensatz zur vorangegangenen Übung drücken Sie jetzt die Schulterblätter so weit nach vorne, wie Sie irgend können. Es sollten deutliche Spannungen im Rücken- und Schulterbereich entstehen. Zählen Sie von 21 bis 27. Jetzt entspannen Sie die Muskeln und zählen von 1 bis 20. Genießen Sie dabei das Entspannungsgefühl.

5. Schultern und oberer Teil des Rückens (3):
Waren bisher die Schulterblätter nach vorne und rückwärts angespannt, so ziehen Sie jetzt die Schultern hoch bis in die Nähe Ihrer Ohren – als wenn Sie diese berühren wollten. Im oberen Teil des Rückens und im Brustkorb müssen deutliche Spannungen wahrnehmbar sein. Zählen Sie von 21 bis 27. Jetzt entspannen Sie die Muskeln und zählen von 1 bis 20. Genießen Sie dabei das Entspannungsgefühl.

Brust und Bauch

1. Brustkorb:
Holen Sie tief Luft – als wollten Sie Ihren Brustkorb sprengen. Es sollte eine deutliche Spannung beim

Luftanhalten entstehen. Lassen Sie die Muskeln Ihres Brustkorbs 5 bis 7 Sekunden angespannt, und atmen Sie dann rasch aus. Achten Sie auf die völlige Entspannung beim Ausatmen, und genießen Sie diesen Zustand.

2. Bauch (1):
Ziehen Sie den Bauch ganz weit ein und spüren Sie den Spannungszustand, der dabei entsteht. Lassen Sie die Muskeln 5 bis 7 Sekunden lang angespannt, und entspannen Sie dann rasch. Spüren Sie, wie die Spannung aus Ihrer Bauchgegend herausströmt? Genießen Sie das Entspannungsgefühl.

3. Bauch (2):
Lassen Sie den Bauch ganz weit heraustreten, bis Sie deutlich den Spannungszustand verspüren. Halten Sie dabei 5 bis 7 Sekunden lang den gespannten Zustand an, und entspannen Sie dann rasch. Genießen Sie das angenehme Entspannungsgefühl.

Die unteren Extremitäten

1. Gesäß:
Insbesondere bei Menschen mit einem sitzenden Beruf sind die Gesäßmuskeln dauernd verspannt. Spannen Sie diese Muskeln an, indem Sie sie gegen die Sitz- oder Liegefläche pressen. Wenn Sie den deutlichen Spannungszustand spüren, zählen Sie von 21 bis 27. Jetzt entspannen Sie die Muskeln und zählen von 1 bis 20. Genießen Sie dabei das Entspannungsgefühl.

2. Rechter Oberschenkel:
Spannen Sie die Oberschenkelmuskeln deutlich an, und zählen Sie von 21 bis 27. Jetzt entspannen Sie die Muskeln und zählen von 1 bis 20. Genießen Sie dabei das Entspannungsgefühl.

3. Linker Oberschenkel:
Entsprechend dem rechten Oberschenkel.

4. Rechte Wade:
Beim Anspannen der Wadenmuskeln sollte man vorsichtig sein, weil hier leicht Krämpfe entstehen. Gehen Sie deshalb das erste Mal mit dem Anspannen nur so weit, bis Sie ein Spannungsniveau erreicht haben, das noch nicht unangenehm oder verkrampft ist.

Bei den Waden sollten Sie zwei Übungen durchführen:

Übung 1:
Strecken Sie zunächst die Zehen in Richtung Fußboden, und achten Sie dabei auf den Spannungszustand in den Fußspitzen und in den Waden. Zählen Sie von 21 bis 27. Jetzt entspannen Sie die Muskeln und zählen von 1 bis 20. Spüren Sie, wie die Spannungen nachlassen, und genießen Sie das angenehme Entspannungsgefühl.

Übung 2:
Versuchen Sie nunmehr, die Zehen zurückzuziehen und in Kopfrichtung zu strecken. Es sollten Spannungen im Unterschenkel entstehen. Zählen Sie von 21 bis 27. Jetzt entspannen Sie die Muskeln und zählen von 1 bis 20. Genießen Sie dabei das Entspannungsgefühl.

5. Linke Wade:
Entsprechend der Übung für die rechte Wade.

Bisher ging es in diesem Abschnitt zur progressiven Muskelentspannung fast ausschließlich um die körperliche Entspannung. Es hat sich in der Praxis gezeigt, daß kombinierte Entspannungsverfahren zu einem noch durchgreifenderen Erfolg führen. So kann man beispielsweise bei der progressiven Muskelentspannung zusätzlich ausgewählte Musik abspielen (vgl. hierzu das folgende Kapitel). Wir haben deshalb die bereits erwähnte Entspannungskassette so zusammengestellt, daß die Anweisungen für das An- und Entspannen der Muskeln mit entsprechender Musik verbunden wird.

Manchem hilft es auch, wenn er die Anleitungen zur progressiven Muskelentspannung vor sich hinspricht. Diese Sätze sollten die empfundene Entspannung widerspiegeln und können etwa folgendermaßen lauten:

- Empfinde, wie die Spannung wächst!
- Fühle, wie die Muskeln immer stärker angespannt werden!
- Achte genau auf die Spannung in den Muskeln!
- Beachte das Gefühl der Anspannung!
- Fühle, wie sich die Muskeln zusammenziehen und immer straffer werden!
- Behalte die Spannung bei, und nehme sie wahr!

Beim Entspannen sollte man langsamer und weicher sprechen. Geeignete Worte sollen das Gefühl der Wärme, Entspannung, Ruhe und Gelöstheit zusammen mit der nachlassenden Spannung unterstreichen. Sagen Sie sich immer wieder, daß die Spannung langsam aus dem Körper schwindet, und erleben Sie den Unterschied zwischen Spannung und Entspannung. Folgende Wortwahl wäre möglich:

- Spüre und freue dich am Gefühl der Entspannung!
- Laß die Welle der Entspannung den ganzen Körper durchströmen!
- Spüre, wie die Spannung aus dem ganzen Körper weicht!
- Freue dich an der Ruhe, der Entspannung, dem Gefühl der Wärme und Schwere!

Wichtig ist, daß die Entspannungstechnik regelmäßig und gewissenhaft durchgeführt wird. Vielleicht können Sie die Übungen anfangs sogar zweimal täglich machen. Nach zwei bis drei Wochen werden Sie die „Langform" der progressiven Muskelentspannung beherrschen. Dann können Sie zur Kurzform übergehen.

Hierbei werden die einzelnen Muskelpartien zusamgefaßt – d.h. der ganze Kopfbereich, der Rumpfbereich, die Arme und Beine werden gemeinsam angespannt und entspannt.

Muskelpartien zusammenfassen …

Wenn Sie bei diesen Übungen herausfinden, daß einzelne Partien noch nicht hinreichend entspannt sind, üben Sie im Einzelbereich weiter. Nach einiger Zeit wird es Ihnen gelingen, mehrere Körperpartien gleichzeitig zu entspannen.

Jetzt können Sie zu der dritten Stufe übergehen: Alle Muskelpartien des ganzen Körpers sollen gleichzeitig angespannt und danach entspannt werden. Diese Übung können Sie einige Male täglich bzw. immer wieder dann durchführen, wenn Sie merken, daß Sie sich verspannt haben. Diese Entspannungstechnik sollte zu einem festen Bestandteil Ihrer Lebensführung werden.

… bis schließlich der gesamte Körper auf einmal entspannt werden kann

Zum raschen Überblick sind die wesentlichen Grundlagen der progressiven Muskelentspannung nochmals zusammengefaßt:

Zusammenfassung

Zusammenfassung der Progressiven Muskelentspannung

- Planen Sie zum Erlernen der progressiven Muskelentspannung ca. eine halbe Stunde für jede Übungseinheit ein.
- Üben Sie täglich zumindest einmal.
- Benutzen Sie einen bequemen Stuhl. Vor dem Schlafengehen können Sie die Übungen auch im Bett durchführen.
- Halten Sie unerwünschte Ablenkungen von sich fern.
- Spannen Sie die jeweiligen Muskeln während der Anspannungsphase kräftig an und zählen von 21 bis 27. Beachten Sie das entstehende Spannungsgefühl.
- Entspannen Sie die Muskeln danach sofort und vollständig. Zählen Sie von 1 bis 20, und empfinden Sie das Gefühl der Entspannung als wohltuend.
- Spannen und entspannen Sie jede Muskelgruppe zweimal.

- Wenn Sie alle Übungen durchgeführt haben, wiederholen Sie die Übung mit den Muskeln, in denen Sie noch Spannungen empfinden.
- Wenn Sie einzelne Muskelgruppen anspannen, versuchen Sie, alle anderen Muskelpartien locker zu lassen.
- Versuchen Sie, Anspannung und Entspannung mit einem „inneren Kommentar" zu versehen.
- Halten Sie bei der Langform der progressiven Muskelentspannung die folgende Reihenfolge ein:
Rechte (linke) Hand und Unterarm
Bizeps der rechten Hand
Linke Hand mit Unterarm
Bizeps der linken Hand
Stirn
Augen
Mund und Kiefer
Nacken und Kehle (Schultern nach vorne)
Nacken und Kehle (Schultern nach hinten)
Nacken und Kehle (Schultern hochziehen)
Oberer Teil des Rückens (Übung 1)
Unterer Teil des Rückens (Übung 2)
Brustkorb
Bauch
Gesäß
Oberschenkel rechts
Oberschenkel links
Wade rechts (Füße zeigen nach unten)
Wade rechts (Füße zeigen zum Kopf)
Wade links (Füße zeigen nach unten)
Wade links (Füße zeigen zum Kopf)
Füße (nach außen gedreht)
Füße (nach innen gedreht)

3.4 Entspannung mit Musik

Da sprachen die Großen Sauls zu ihm: „Siehe, ein böser Geist von Gott ängstigt dich. Unser Herr befehle nun seinen Knechten, die vor ihm stehen, daß sie einen

Mann suchen, der auf der Harfe gut spielen kann, damit er mit seiner Hand darauf spiele, wenn der böse Geist Gottes über dich kommt, und es besser mit dir werde."

Da sprach Saul zu seinen Leuten: „Sehet euch um nach einem Mann, der des Saitenspiels kundig ist, und bringt ihn zu mir."

Da antwortete einer der jungen Männer und sprach: „Ich habe gesehen einen Sohn Isais, des Bethlehemiters, der ist des Saitenspiels kundig, ein tapferer Mann und tüchtig zum Kampf, verständig in seinen Reden und schön gestaltet, und der Herr ist mit ihm."

David, der erste Musiktherapeut? (1. Sam. 16,15-23)

Da sandte Saul Boten zu Isai und ließ ihm sagen: „Sende zu mir deinen Sohn David, der bei den Schafen ist."

Da nahm Isai einen Esel und Brot und einen Schlauch Wein und ein Ziegenböcklein und sandte es Saul durch seinen Sohn David. So kam David zu Saul und diente vor ihm. Und Saul gewann ihn sehr lieb, und er wurde sein Waffenträger.

Und Saul sandte zu Isai und ließ ihm sagen: „Laß David mir dienen, denn er hat Gnade gefunden vor meinen Augen."

Sooft nun der böse Geist von Gott über Saul kam, nahm David die Harfe und spielte darauf mit seiner Hand. So wurde es Saul leichter, und es ward besser mit ihm, und der böse Geist wich von ihm. (1. Samuel 16,15-23)

Dieser biblische Bericht zeigt, welche beruhigende Wirkung von der Musik ausgehen kann. Es gibt aber auch Stellen, die uns klarmachen, daß Musik das Gegenteil bewirken kann. So lesen wir in Richter 7,20-22:

Musik beruhigt …

Da bliesen alle drei Heerhaufen die Posaunen und zerbrachen die Krüge. Sie hielten aber die Fackeln in ihrer linken Hand und die Posaunen in ihrer rechten Hand, um zu blasen, und riefen: „Hier Schwert des Herrn und Gideons!"

Und während die 300 Mann die Posaunen bliesen, schaffte der Herr, daß im ganzen Heerlager eines jeden Schwert gegen den andern war.

… und sie erregt

Musik hat Auswirkungen auf den Menschen, das darf den beiden biblischen Berichten entnommen werden. Und an anderer Stelle heißt es: „Ermuntert einander mit Psalmen und Lobgesängen und geistlichen Liedern, und singt und spielt dem Herrn in eurem Herzen" (Eph. 5,19).

Oder: „Leidet jemand unter euch, der bete; ist jemand guten Mutes, der singe Psalmen" (Jak. 5,13).

Interessant ist bei all diesen biblischen Aussagen zur Musik, daß zwar eine ganze Reihe von Musikinstrumenten erwähnt werden, jedoch kein bestimmter Musikstil betont wird.

G. Schnitter hat sich sehr gründlich mit der geistlichen Musik und ihren Wirkungen auseinandergesetzt. Ich möchte einige seiner Gedanken aufnehmen und an der einen oder anderen Stelle noch etwas deutlicher, unter psychologischem Blickwinkel gesehen, darstellen.

Schnitter weist darauf hin, daß die Meinung, Musik könne eine Macht über den ganzen Menschen haben – also über Leib, Seele und Geist – nicht dem biblischen, sondern dem griechischen Denken entstammt. Darin ist Musik eine Zauberin mit eigenen und souveränen Gesetzen, und ihre Bedeutung wird durch die göttliche Herkunft noch unterstrichen. Dieses Denken hat bis in die Neuzeit Wirkungen: Wir sprechen beispielsweise von den „Musen", die im „Götterhimmel" angesiedelt sind; wenn wir sagen, daß jemand „der Musik dient", soll das soviel heißen wie: Er dient etwas Göttlichem.

Das biblische Verständnis von Musik ist anders. Hier ist Musik kein Souverän. Der Handelnde ist immer Gott. So kann auch das Harfenspiel Davids einen Saul nicht vor seinem Niedergang schützen. Gott kann Musik in sein Handeln einbeziehen, und selbstverständlich hat Musik auch Wirkungen – jedoch sind diese nicht autonom.

Schnitter ist der Meinung, daß man nicht von „guter" oder „böser" Musik sprechen kann. Der Wert der Musik ist eine Frage der Ästhetik und des persönlichen Geschmacks. Musik für sich gesehen trägt demnach auch keine eigenständige dämonische Kraft in sich. Wohl kann sie aber im Sinne eines „Handwerkszeuges" sowohl zum Lobpreis und zur Anbetung Gottes, zur Entspannung, aber auch zur Agitation und Verführung in die Richtung des Okkultismus eingesetzt werden.

Man kann grob zwei verschiedenartige Wirkungsweisen der Musik unterscheiden. Zum einen ist die beruhigende bzw. erregende Wirkung der Musik vom Menschen *erlernt* (konditioniert) worden. Zum anderen hat Musik, insbesondere der Rhythmus, eine direkte *physiologische*

Es gibt keinen biblischen Musikstil

Musik ist kein Souverän

Der Handelnde ist Gott

Musik kann als Werkzeug gebraucht werden

Wirkung auf den menschlichen Körper, d.h. der Rhythmus greift ein, indem er beruhigt oder aufwühlt.

1. Wirkungen der Musik auf Grund von Lernprozessen

„Immer wenn ich Orgelmusik höre, dann beruhigt mich das kolossal", sagen viele Menschen, wenn wir nach der Wirkung der Musik fragen. Es gibt aber auch andere Stimmen, z.B.: „Jedesmal, wenn das Harmonium zu spielen beginnt, schnürt es mir den Hals zu, und alles verkrampft sich in mir."

Für den Unbelasteten mögen diese beiden Aussagen eigenartig klingen. Er wird fragen, wie es sein kann, daß zwei ähnliche Instrumente, die überwiegend in Gottesdiensten eingesetzt und auf denen dieselben Lieder gespielt werden, so verschiedenartige Wirkungen hervorrufen können.

Ja, dies ist durchaus möglich, und es kann mit den Regeln des sogenannten „klassischen Konditionierens" auch relativ einfach erklärt werden. Die beiden folgenden Beispiele zeigen dies.

Die Regeln des „klassischen Konditionierens"

Beispiel 1: Orgel

Der Sonntagmorgen ist ein besonderer Festtag für Familie M. Besonders freut man sich auf den Gottesdienstbesuch. Die ganze Familie ist festlich gestimmt. Man hat gut gefrühstückt, sich hübsch angezogen und geht nun in die Kirche. Dort wird man vom Klang der Orgel empfangen. Man findet Freunde, singt gemeinsame Lieder, hört eine gute Predigt für die neue Woche und geht – die Klänge des Orgelnachspiels noch im Ohr – wieder nach Hause.

Dieser sonntägliche Kirchgang soll natürlich nicht „wissenschaftlich analysiert" werden. Das Beispiel zeigt jedoch, wie Orgelmusik zu einer positiven und entspannenden Wirkung führen kann.

Ursprünglich bedeutet der Orgelklang genauso viel oder wenig wie der jedes anderen Instrumentes (z.B. auch des Harmoniums). Er übt also einen unspezifischen Reiz auf den Menschen aus. Indem er jedoch gleichzeitig mit

Musik als Auslöser für Entspannung

einer ruhigen, fröhlichen und entspannten Atmosphäre verbunden wird – und dies immer wieder und in ähnlicher Form –, wird der bisher „unbestimmte" Reiz „Orgelklang" im Laufe der Zeit zu einem Auslöser für Freude, Ruhe und Geborgenheit. Die Familienglieder verbinden mit dem Orgelton einen entspannten und fröhlichen Gefühlszustand. Wo immer man zukünftig eine Orgel hört, werden sich, ohne viel darüber nachzudenken, ähnliche Gefühle einstellen.

Entsprechend wurden auch die negativen Gefühle gegenüber dem Harmonium erworben, wobei natürlich die beiden Instrumente beliebig gegeneinander oder gegen andere ausgetauscht werden können.

Beispiel 2: Harmonium

Die kleine Susanne mußte schon seit frühester Kindheit am Sonntagnachmittag um 14.00 Uhr in die Gemeinschaftsstunde mitkommen. Sie war dabei häufig trotzig und innerlich angespannt. Sie wollte lieber mit ihren Freundinnen spazierengehen; aber der Vater war anderer Meinung. Jedesmal wenn sie innerlich unmutig und verspannt in die Versammlungsstunde kam, wurden mit Harmoniumbegleitung Lieder gesungen. Der bisher unbestimmte Reiz des Harmoniums verband sich so mit dem angespannten, eingeengten und unzufriedenen Zustand des kleinen Mädchens.

... oder aber zur Verkrampfung

Wenn immer sie solche Musik – auch außerhalb der Gemeinschaftsstunde – hört, wird sie sich jetzt an diesen verspannten Zustand erinnern. Sie hat Harmoniummusik mit Verspannung konditioniert.

An den beiden Beispielen ist sicher deutlich geworden, daß weder die Orgel noch das Harmonium in einen ursächlichen Zusammenhang mit Mißstimmung oder positiver Stimmung gebracht werden können. Natürlich habe ich mich mit dem Harmonium-Beispiel auch nicht gegen den gemeinsamen Besuch der Gemeinschaftsstunde ausgesprochen (es gäbe von einer Fülle positiver Lerneffekte zu berichten). Ich wollte lediglich zeigen, daß es oft ganz andere als die vermeintlich „geistlichen Ursachen" sind, die zu Verspannungen bzw. zur Entspannung führen können.

G. Schnitter formuliert diesen Sachverhalt folgendermaßen: „Die Wirkungen der Musik hängen mit dem zusammen, was der Hörer beim Hören assoziiert – also welche Gedanken oder Erlebnisse er mit dem Gehörten in Verbindung bringt. Wer mit traditioneller Kirchenmusik aufgewachsen ist, hat oft kein Verständnis für Heilslieder. Ältere Leute haben keine Beziehung zur Popmusik, während viele junge Leute kein Verständnis und keine Vorbildung für traditionelle Musik haben. Musik hat also eine Wirkung, jedoch nicht als souveräne göttliche Macht, wie es dem griechischen Denken entspricht, sondern weil sie beim Hören bestimmte und individuelle Assoziationen auslösen kann. "

Es kommt auf unsere Vorerfahrungen an

Wenn Sie sich entspannen wollen, sollten Sie demnach Lieder und Musikstücke auswählen, die Sie in einer angenehmen und entspannten Atmosphäre gehört haben. Halten Sie diese Musik immer bereit, wenn Sie zusätzliche andere Entspannungsübungen machen wollen, vielleicht auch, wenn Sie durch das abendliche Verkehrschaos nach Hause fahren.

Stellen Sie sich Ihre individuelle Musik zusammen

Es gibt keine Richtlinien, welcher Stilrichtung diese Musik angehören sollte; das ist eine Frage Ihres persönlichen Geschmacks.

Auf der weiter vorn erwähnten Kassette zum Erlernen der progressiven Muskelentspannung haben wir auf der B-Seite auch einige Musikstücke zusammengestellt, von denen wir annehmen, daß die meisten Leser sie mit Ruhe und Entspannung konditioniert haben.

2. Wirkungen der Musik auf die Gehirnströme

Die Konditionierung der Musik mit Gefühlen reicht allerdings nicht aus, um die physiologischen Wirkungen auf den menschlichen Körper völlig zu erklären.

Neuere Untersuchungen, insbesondere durch den bulgarischen Psychologen Losanow, haben bestätigt, daß durch die Musik eine Harmonisierung von Körper und Geist hergestellt wird. Losanow konnte u.a. bestätigen, daß wir besser geistig arbeiten können, wenn unser Herz langsamer schlägt. Im allgemeinen sind es 70–80 Schläge pro Minute. Jedoch wären wir, nach dem Urteil der Fachleute, gesünder und geistig leistungsfähiger, wenn wir den Herzschlag auf ca. 60 Schläge pro Minute reduzieren könnten.

Musik hat auch physiologische Wirkungen

Wie kommt das? Es besteht ein Zusammenhang zwischen der Herzfrequenz und der Art der Gehirnwellen. Die charakteristischen Kurvenverläufe der Gehirnzellen können mit dem EEG aufgezeichnet werden. Einzelheiten zeigt Abb. 7 in Kapitel 4 auf Seite 138.

Gehirnwellen werden durch Musik verändert

Losanow konnte nachweisen, daß bei Menschen, die erstaunliche geistige Leistungen vollbrachten, der Körper ganz entspannt war und die Gehirnwellen nur eine Frequenz von 7 bis 14 Hertz zeigten, also dem Alpharhythmus entsprachen. Diese Ergebnisse waren unerwartet. Bisher hatte man nämlich angenommen, daß bei schwerer geistiger Arbeit Puls und Blutdruck steigen müßten und die Gehirnwellen damit in den „Betarhythmus" übergingen, der bei ca. 14 Hertz beginnt.

Losanow versuchte nunmehr einen Zustand herbeizuführen, bei dem der Körper entspannt und das Gehirn gleichzeitig hellwach ist. Nach gründlichen Untersuchungen kam er zu dem Ergebnis, daß physische Entspannung allein hierzu nicht ausreicht, denn im tiefen Entspannungszustand kann man sich nur schwer konzentrieren. Hohe Konzentration wiederum führt zur Verspannung.

Durch den Einsatz von Musik fand er dann einen zwar nicht grundsätzlich neuen (denn schon David hatte Saul auf diese Weise „therapiert"), jedoch erstmalig wissenschaftlich orientierten Weg, um die gewünschte Entspannung zu erreichen. Er entdeckte, daß eine bestimmte Art von Musik mit einem besonderen Rhythmus den gewünschten Körperzustand herbeiführen kann, wobei sich dieser Zustand grundlegend von anderen Entspannungsformen unterscheidet: Der Geist bleibt wach und konzentrationsfähig. Im Gegensatz zu anderen Entspannungsübungen braucht man auch selber nichts zu unternehmen, als nur die Musik anzuhören.

Nicht jede Musik beruhigt

Theoretisch geht es darum, daß sich Herzschlag und Gehirnwellen an den Takt der Musik angleichen. Losanow setzte bei seinen Untersuchungen Barockmusik mit einem sehr langsamen und getragenen Rhythmus ein. Die Testpersonen waren an Meßinstrumente angeschlossen.

Besonders wirksam: langsame Barockmusik

Das Ergebnis war überraschend. Es glich dem Resultat, das man von anderen Arten der Entspannung – beispielsweise der Meditation – kannte, jedoch mit dem Unterschied, daß während der Entspannung das Denken nicht abgeschaltet wurde. Der Herzschlag verlangsamte sich durchschnittlich um mindestens fünf Schläge pro Minute, der Blutdruck sank, die Betawellen des Gehirns verringerten sich zugunsten der langsameren Alphawellen, wobei die langsamen Theta- und Deltawellen ebenfalls abnahmen. Dieser entspannte Zustand war also kein Dösen, sondern bei körperlicher Passivität blieb man geistig aktiv.

Die von Losanow auf empirischem Wege gefundenen Zusammenhänge sind für Musikwissenschaftler nicht neu. Es ist bekannt, daß bestimmte Klangmuster das Bewußtsein beeinflussen. In diesem Zusammenhang wird die Geschichte von J. S. Bach und dem russischen Gesandten Graf Keyserlingk erzählt:

Keyserlingk litt sehr unter Schlafstörungen und versuchte, diesen auf allerlei Wegen zu begegnen. Auch Johann Sebastian Bach bat er, ob dieser ihm nicht eine Musik komponieren könne, um den schrecklichen schlaflosen Nächten zu begegnen. Ruhig, heiter und freundlich sollte diese Musik sein.

Bach erfüllte den Wunsch des Grafen. Immer wenn die Schlafstörungen auftraten, ging der Cembalist Johann Goldberg an sein Instrument und spielte die später nach ihm benannten „Goldberg-Variationen". Er mußte sogar ein in der Nähe gelegenes Zimmer beziehen und sich bereithalten, um auf Wunsch immer wieder die „heilsame Komposition" zu spielen.

Die Musik muß tatsächlich erfolgreich gewirkt haben, denn Graf Keyserlingk war über die positiven Auswirkungen des Stückes so erfreut, daß er Bach mit einem großzügigen Geldgeschenk belohnte.

Auswirkungen der „Goldberg-Variationen"

Losanow studierte in seinem Labor die Wirkungen der Goldberg-Variationen und konnte zeigen, daß insbesondere die Arien am Anfang und am Ende der Variationen den entspannten Zustand hervorriefen.

Neben den Goldberg-Variationen fand er jedoch eine ganze Reihe ähnlicher Musikstücke (z. B. von Vivaldi, Pachelbel usw.), die ähnlich wirksam waren.

Sicherlich hat Bach bei der Komposition der Goldberg-Variationen intuitiv gearbeitet. Wir dürfen davon ausgehen, daß die Komponisten jener Zeit noch ein eher ganzheitliches Verhältnis zur Musik hatten und deshalb gefühlsmäßig wußten, welche Tonfolgen und Rhythmen be-

Ganzheitliches Verhältnis zur Musik bei den älteren Komponisten

ruhigend wirken. Ähnliches beobachten wir auch bei den Volksliedern in aller Welt. So gibt es die besondere Form des Wiegenliedes, das man praktisch in allen Kulturkreisen vorfindet. Es bleibt in der Variationsbreite der Töne sehr eng und wird in einem langsamen Rhythmus gesungen, der an den Herzschlag erinnert.

Auch zur Arbeit haben in allen Jahrhunderten die Menschen gesungen, um schwere Zeiten zu überbrücken. Denken wir nur an die Lieder der Sklaven in Nordamerika. Auch diese besitzen, insgesamt gesehen, einen eher langsamen, getragenen Rhythmus.

Untersucht man die Barockmusik von Komponisten wie Bach, Vivaldi, Corelli, Händel usw. genauer, so zeigt sich, daß besonders die Largo- oder Grave-Sätze eine entsprechende Wirkung haben. In ihnen allen finden wir den Rhythmus von ca. 60 Schlägen pro Minute. Oft ist es die Baßstimme, die wie ein langsamer menschlicher Pulsschlag klingt.

Large- und
Grave-Sätze
im 60er
Rhythmus

Die wissenschaftlichen Untersuchungen zeigen, daß sich der Körper während des Zuhörens auf diesen Pulsschlag einstellt und versucht, seine Funktionsrhythmen zu synchronisieren. Er entkrampft sich, und der Geist wird oder bleibt wach. Im Gegensatz zur progressiven Muskelentspannung braucht man hier weder den Muskeln einen Befehl zu geben, noch muß man sich (wie bei autosuggestiven Verfahren oder Meditationsübungen) nach innen hinein konzentrieren. Entspannung stellt sich praktisch von alleine ein.

Der Geist
bleibt wach

Wir erkennen also, wie außerordentlich wichtig es ist, welche Art von Musik eingesetzt wird. Für Musikkenner zwar kaum verständlich, jedoch empirisch überprüfbar: Die Auswahl hat nichts mit dem musikalischen Geschmack zu tun. So wurde in Amerika eine etwas zeitgemäßere Mischung zwischen Volksmusik, klassischer Popmusik usw. auf einen noch besseren Erfolg hin erprobt. Man erzielte jedoch schlechtere Ergebnisse, bzw. sie waren nur dann halbwegs erfolgreich, wenn die oben beschriebene Konditionierung vorgelegen hatte. Eindeutig läßt sich also nachweisen, daß der ganz spezifische Klang und Rhythmus sowie die harmonische Struktur der Barockmusik zur entspannten Wachheit führen. Besonders geeignete Musikstücke sind u.a.:

Johann Sebastian Bach: Largo aus dem Flötenkonzert in g-moll nach BWV 1056. – Aria zu den Goldberg-Variationen. BWV 988. – Largo aus Konzert für Klavier und Streichorchester Nr. 5 in f-moll, BWV 1056. – Largo aus dem Konzert für Cembalo solo in g-moll, BWV 975 (nach Vivaldi). – Largo aus dem Konzert für Cembalo solo Nr. 5 in G-Dur, BWV 976.

Arcangelo Corelli: Alle langsamen Sätze aus den Concerti grossi op. 6, Nr. 1-12.

Georg Friedrich Händel: Alle langsamen Sätze aus den Concerti grossi op. 6, Nr. 1-12. – Largo aus dem Konzert Nr. 3 in D-Dur (Feuerwerksmusik).

Georg Philipp Telemann: Largo aus Fantasien für Cembalo, Nr. 17 in g-moll.

Antonio Vivaldi: Largo aus „Winter" – Die vier Jahreszeiten. – Largo aus dem Concerto für Mandoline, Streicher und Orgel Nr. 1 in C-Dur, PV 134. – Largo aus dem Concerto für Viola d'amore, Laute, Streicher und Basso continuo in d-moll, PV 266. – Largo aus dem Konzert für Flöte, Streicher und Basso continuo in C-Dur, PV 79.

Es gibt mittlerweile auf dem Markt eine ganze Reihe von fertig zusammengestellten Musikstücken. Man kann sich aber auch seine eigene Kassette herstellen, wobei es sinnvoll ist, als erstes und letztes Stück einen etwas schnelleren Satz auszuwählen. Bei der Auswahl (und das mag den Musikkenner fast erschrecken) ist es nicht so wichtig, daß die einzelnen Largo-, Adagio oder Grave-Sätze stets aus der Feder desselben Komponisten stammen.

Hilfsmittel: Fertig zusammengestellte Kassetten

Nach meinen eigenen Erfahrungen kommt es vor allem darauf an, daß die Musik dem langsamen Rhythmus folgt. Prüfen Sie also, wenn Sie von den angegebenen Musikstücken verschiedene Aufnahmen besitzen, ob ca. 60 Schläge pro Minute eingehalten werden. Das Zeitmaß soll der Viervierteltakt sein, da dieser gut zum Atemrhythmus paßt.

Vielleicht haben Sie bisher dieses Kapitel recht zügig überlesen, weil Sie sich für „unmusikalisch" halten und denken, daß Musik bei Ihnen deshalb auch nicht wirken könne. Dem ist aber nicht so. Die physiologische Entspannungswirkung hat mit Musikalität und Musikgeschmack nichts zu tun. Probieren Sie die nachfolgenden Anweisungen einfach einmal aus:

Man muß nicht musikalisch sein

3. Praktische Entspannungsübungen: „Atmen mit Musik"

Schalten Sie Ihren Kassettenrecorder ein, der eine Kassette mit langsamer Barockmusik enthält. Das erste Stück auf dieser Kassette (ca. zwei bis drei Minuten lang) sollte etwas schneller als das spätere Tempo 60 sein, um im Sinne einer „Vorlaufmusik" langsam auf die nachfolgende Entspannung einzustimmen.

Setzen Sie sich bequem in einen Sessel, und entspannen Sie sich. Schließen Sie die Augen, atmen Sie ganz tief durch die Nase ein. Sie sollten das Geräusch des Atmens durch die Nase hören. Atmen Sie so viel Luft ein, wie die Lungen bequem aufnehmen, und versuchen Sie nun, noch ein bißchen mehr einzuatmen. Dann atmen Sie langsam aus.

Während des Ausatmens fühlen Sie die Entspannung; sie blasen sozusagen die Spannungen heraus. Wenn Sie glauben, daß die Lungen ganz leer sind, pumpen Sie noch etwas mehr Luft heraus. Während des Einatmens sollten Sie, wie im Abschnitt zur Atmung beschrieben, Ihren Bauch dehnen und beim Ausatmen den Bauch einziehen.

Nachdem Sie diese Grundübungen gemacht haben, ist das erste, etwas schnellere Stück der Kassette abgelaufen. Es folgt dann die eigentliche Entspannungsmusik im 60-er Rhythmus.

Atmen Sie im Rhythmus der Musik, und zählen Sie jeweils bis vier, während Sie nach folgendem Schema einatmen, anhalten, ausatmen und eine Pause machen:

– Einatmen (vier Schläge)
– Pause (vier Schläge)
– Ausatmen (vier Schläge)
– Pause (vier Schläge)

– Einatmen (vier Schläge) usw.

Wenn die Kassette abgelaufen ist (wobei das letzte Musikstück wiederum etwas schneller sein sollte als die anderen), können Sie ohne weitere Abschlußübungen wieder zu ihrer alltäglichen Arbeit zurückkehren.

3.5 Autosuggestive Entspannung nach Benson

Wie bereits im ersten Kapitel beschrieben, hat Benson, früher ein überzeugter Verfechter der fernöstlichen Meditationstechniken, nach gründlichen Untersuchungen gezeigt, daß der religiöse Überbau nicht notwendig ist, um den gewünschten Entspannungszustand zu erreichen. Er suchte aus diesen Techniken die rein physiologisch wirksamen Elemente aus und entwickelte die sogenannte „autosuggestive Entspannung", ein Verfahren, das heutzutage einen hohen Stellenwert zum Abbau von Streß und Verspannung besitzt und das im Bereich der Medizin und Psychotherapie weit verbreitet ist.

In der Medizin weitverbreitete Entspannungstechnik

Im Gegensatz zur progressiven Muskelentspannung, die eher von äußeren Veränderungen ausgeht, zielt die autosuggestive Entspannung auf eine Veränderung durch „permanentes Einreden". Sie kommt also eher „von innen her".

Autosuggestive Entspannung wirkt „von innen her"

Wie steht es dann aber mit dem geistlichen Hintergrund? Dürfen Christen autosuggestive Entspannungstechniken anwenden? Ich möchte eine kurze Antwort geben: Dürfen ja, müssen nein.

Man darf, muß aber nicht

Sowohl für die autosuggestive Entspannung nach Benson als auch für das im folgenden Kapitel beschriebene Autogene Training muß deutlich festgehalten werden: Ziel der Bemühungen ist nicht das Erreichen eines Trance-Zustandes, bzw. das langsame „Hinübergleiten" in einen anderen Bewußtseinszustand, sondern die psychische und die damit verbundene körperliche Entspannung. Die Bibel fordert uns immer wieder auf, wachsam zu sein (z.B. 1. Kor. 16,13; 1. Thess. 5,6 usw.), deshalb sollte man Entspannungsverfahren ablehnen, bei denen man sich nicht

Es soll kein Trance-Zustand erreicht werden

mehr selbst kontrollieren kann. Bei den autosuggestiven Verfahren bleibt jedoch klares Bewußtsein erhalten.

Zwar wurde von Benson nachgewiesen, daß es keines ideologischen Überbaus bedarf, um zum Entspannungszustand zu kommen (so kann man – anstelle des in den fernöstlichen Techniken üblichen „Mantras" – eine beliebige Zahl oder ein Wort wiederholen und wird dasselbe Ergebnis erreichen), dennoch bleibt diese Art der Entspannung für viele Christen fremd. Durch Lernprozesse (Konditionierung) ist sie ins Zwielicht geraten und führt dann auch nicht zu dem gewünschten Erfolg. Wegen des Angstgefühls können die Anweisungen nur schwer befolgt werden, und die Verspannung kann sich sogar noch

verschlimmern. Daher ist es sehr gut zu wissen, daß autosuggestive Entspannung nicht die einzige Möglichkeit ist, gegen Streß anzugehen. Ich stelle sie dar, weil diese Methode Ihnen helfen könnte, falls die anderen bisher versagt haben. In diesem Buch werden viele andere Verfahren angeboten, und – wie gesagt – *das* Entspannungsverfahren, das für jeden gleichermaßen angemessen ist, gibt es nicht.

Suchen Sie also Ihre persönliche „Technik" heraus – und wenn es die autosuggestive Entspannung ist, dann lassen Sie sich nicht beirren, wenn ängstliche Menschen von „großen Gefahren" oder gar von „okkulter Beeinflussung" usw. reden. Achten Sie jedoch im seelsorglichen Sinne darauf, „daß diese eure Freiheit für die Schwachen nicht zum Anstoß wird" (1. Kor. 8,9).

Ehe Sie mit den allgemeinen Übungen beginnen, müssen einige Vorbereitungen getroffen werden:

1. Wie bei allen Entspannungsverfahren sollten Sie sich eine ruhige und angenehme Umgebung aussuchen, einen Ort, der wenig Ablenkungsmöglichkeiten bietet.

2. Wählen Sie eine Tageszeit, bei der die Wahrscheinlichkeit einer Störung gering ist. Außerdem sollten Sie nicht unter dem Druck stehen, direkt nach der Entspannungsübung einen Termin zu haben.

3. Es ist sinnvoll, die Entspannungsübungen nicht in den ersten zwei Stunden nach einer Mahlzeit durchzuführen, da der Verdauungsprozeß den Erfolg beeinträchtigt.

4. Eine bequeme Sitz- oder Liegeposition vermeidet unerwünschte Muskelspannungen. Wie schon bei der progressiven Muskelentspannung beschrieben, ist es empfehlenswert, tagsüber zu sitzen und nicht zu liegen – weil man sonst leicht einschläft ... Es hat sich die sogenannte „Kutschbockhaltung" bewährt (in dieser Position konnten die Kutscher früher stundenlang ohne Anstrengungen auf ihre Herrschaften warten). Man sitzt entspannt auf seinem Stuhl, stützt die Ellbogen auf die Oberschenkel und läßt den Kopf nach vorn hängen.

Bequem sitzen oder liegen

5. Bitten Sie Gott um die rechte innere Ruhe und Sammlung.

Gebet

6. Wählen Sie einen Begriff oder einen Satz, den Sie während der Übung wiederholen. Sie können ihn entweder still in Gedanken oder laut vor sich hinsagen. Die Wiederholung ist wichtig, um ein Abschweifen der Gedanken zu vermeiden. Vielleicht helfen Ihnen Sätze wie:
„Er ist da"
„Gott meint es gut mit mir"
„Gottes Liebe ist größer"
„Mir wird nichts mangeln".

Satz aussuchen

7. Während der Übung sollten Sie eine passive Haltung einnehmen. Grübeln Sie also nicht, ob die Entspannung gelingen wird, ob Sie die Sache auch gut und richtig machen. Sie brauchen sich auch keine Sorgen machen, wenn die Gedanken abschweifen. Das passiert immer wieder. Wiederholen Sie einfach Ihren Satz, sobald Ihnen das Abschweifen bewußt wird.

Sie dürfen passiv sein

Dies waren nun die Vorbereitungen. Das Verfahren selbst ist äußerst einfach und besteht aus fünf Schritten:

1. Setzen Sie sich in bequemer Haltung (Kutschbockhaltung) hin.

2. Schließen Sie die Augen.

3. Entspannen Sie Ihre Muskeln. (Sie können hierzu beispielsweise die Übungen der progressiven Muskelentspannung verwenden.)

4. Atmen Sie ganz normal durch die Nase. Nehmen Sie Ihre Atmung bewußt wahr, indem Sie beispielsweise darauf achten, wie die Luft beim Ein- und Ausatmen an Ihren Nasenflügeln entlangstreicht. Beim Ausatmen sprechen Sie Ihren gewählten Satz (leise oder laut).

5. Setzen Sie diese Übung 10 bis 20 Minuten lang fort. Sie können immer wieder die Augen öffnen und auf die Uhr schauen, sollten jedoch keinen Wecker verwenden.

Wenn Sie fertig sind, bleiben Sie noch zwei bis drei Minuten ruhig sitzen, zunächst mit geschlossenen, später mit offenen Augen.

Es ist empfehlenswert, das Verfahren ein- bis zweimal täglich zu üben, am besten zur gleichen Zeit und am selben Ort. Stören Sie sich nicht daran, wenn die Fortschritte anfangs nur sehr klein sind. Es wird ganz allmählich immer besser gelingen. Auf keinen Fall kann Entspannung mit Gewalt herbeigeführt werden.

Zwei- bis dreimal täglich üben

Wie bei der progressiven Muskelentspannung ist es auch bei den autosuggestiven Entspannungsübungen sinnvoll, die Fortschritte der Bemühungen in das „Entspannungstagebuch" einzutragen (vgl. Abbildung 6, Seite 96).

Mögliche Störungen bei der autosuggestiven Entspannung

Wie bei allen anderen Entspannungsübungen treten auch bei der autosuggestiven Entspannung einige Störquellen auf:

Störquellen

- Häufigstes Problem ist das Abschweifen der Gedanken. Lassen Sie sich dadurch nicht irritieren, und werten Sie die Ablenkung auch nicht als Mißerfolg. Widmen Sie Ihre Aufmerksamkeit statt dessen wieder der Atmung und der Wiederholung Ihres Verses.

- Manche Menschen fürchten, im Zustand der Entspannung die Kontrolle über sich selbst zu verlieren. Wie weiter vorne beschrieben, ist dieser Kontrollverlust nicht zu befürchten. Christen dürfen sich ohnehin im Schutze Gottes geborgen wissen. Vor jeder Art der Entspannung sollten Sie das Gebet sprechen: „Niemand soll mich aus deiner Hand reißen." Wenn das Gefühl des „Hinübergleitens" zum Problem wird, können die Übungssitzungen langsamer begonnen werden, indem man einfach mehrere Minuten lang ruhig sitzt, ehe man damit beginnt, den speziellen Satz zu wiederholen und sich auf die Atmung zu konzentrieren.

Keine Furcht vor Kontrollverlust

Sie werden bald merken, daß Sie selbst über Ihr Befinden bestimmen und den Grad der Entspannung kontrollieren können. Wenn Sie daran zweifeln, können Sie sich leicht überzeugen: Öffnen Sie mitten in der Entspannungssitzung die Augen, und spannen Sie die Muskeln an. Das ist ohne Probleme möglich. Sie selbst besitzen die Kontrolle!

- Während der Entspannungsübung können ungewohnte körperliche Reaktionen oder Empfindungen auftreten. Gelegentlich verspürt man leichte Muskelkrämpfe oder -zuckungen, vielleicht auch ein Kribbeln in den Muskeln oder eine Art von „Strömungsgefühl" im Kopf. Diese Reaktionen sind nicht ungewöhnlich, sondern ein Anzeichen dafür, daß die Entspannung Erfolg hat.

Mit fortschreitender Übung verschwinden diese Empfindungen wieder, oder sie werden so vertraut, daß man sich darüber nicht mehr beunruhigt.

3.6 Autogenes Training

Autogenes
Training –
auch für
Christen
eine
Möglichkeit

Es fällt mir nicht leicht, einen Beitrag zum „Autogenen Training" zu verfassen. Immer wieder werde ich gefragt: „Gehört dies nicht in den Bereich der fernöstlichen Religionen oder des Okkultismus?" Bisher habe ich mich um eine saubere, wissenschaftlich überprüfbare Erklärung gewunden – besonders deshalb, weil ich die Fragenden in ihrem Gewissen nicht verwirren wollte. Aber sind sie durch eine unverbindliche Antwort nicht noch mehr verunsichert worden?

Manche Christen sagen mir, sie hätten mit dem Autogenen Training hervorragende Erfahrungen gemacht, andere wiederum erzählen, sie seien mit großer Furcht an die „Sache" herangegangen – und hätten keinerlei Erfolge gehabt.

Immer wieder haben mir auch jene Christen, die ein besonderes „Wächteramt" wahrnehmen, gesagt und geschrieben, Autogenes Training sei „von unten".

Ich möchte in diesem Kapitel als überzeugter Christ und als Wissenschaftler versuchen, auf diese Problematik eine Antwort zu geben.

Ohne
Bereitschaft
funktioniert
keine
Methode

Tatsächlich ist es richtig, daß – genau wie bei den anderen Entspannungstechniken – eine gewisse Bereitschaft dazugehört. Die Methode muß also vom Anwender akzeptiert werden, wenn sie Erfolg haben soll. Menschen, die schon von vornherein Bedenken und Ängste haben, werden mit keiner Entspannungsmethode zurechtkommen. So ist es auch zu erklären, daß Christen, die durch entsprechende Warnungen voreingenommen sind, berichten, Autogenes Training habe ihnen nicht geholfen.

Wissenschaftlich gesehen können solche Aussagen allerdings nicht gegen diese Entspannungsmethode angeführt werden. Hunderte von nachprüfbaren Experimenten haben die Wirksamkeit der Methode statistisch abgesichert. Allein im deutschsprachigen Raum führt die Zentralstelle für Psychologische Informationen an der Universität Trier 107 Berichte zum Autogenen Training an.

Die meisten Beiträge verwenden Methoden der empirischen Sozialforschung, d.h. sie sind jederzeit auch von Dritten wiederholbar.

So haben beispielsweise Schrapper und Mann (unter Einbeziehung von Kontrollgruppen) nachgewiesen, daß durch Autogenes Training folgende Änderungen eingetreten sind:

Wissenschaftlich nachweisbare Erfolge

1. Zunahme des allgemeinen Wohlbefindens und der Leistungsbereitschaft.
2. Abnahme von Müdigkeit und Passivität.
3. Zunahme von Offenheit und Orientierung nach außen.
4. Abnahme von Angst und Deprimiertheit.
   Diese Änderungen waren geschlechtsunspezifisch.

Solche Ergebnisse müssen allerdings den kritischen Beobachter noch nicht zwingend für das Autogene Training gewinnen – wurden doch bisher nur die Wirkungen, nicht aber die Ursachen genannt, die zur Veränderung des Wohlbefindens geführt haben. Um auch die Hintergründe auszuloten, ist es sinnvoll, das Umfeld des Autogenen Trainings genauer zu studieren.

Der Berliner Nervenarzt und Psychotherapeut Johannes Heinrich Schultz veröffentlichte im Jahre 1932 sein bekanntes Buch „Das Autogene Training, konzentrative Selbstentspannung" mit dazugehörendem Übungsheft. Schultz hat diese Bücher vornehmlich für die Hand des Arztes geschrieben – nicht zuletzt deshalb, weil seine Erfahrungen und der wissenschaftliche Hintergrund der Methode damals noch nicht genügend abgesichert waren. Mittlerweile wurde vieles von dem, was er schrieb, experimentell bestätigt, und es existieren auch Anleitungen für verschiedene Personengruppen (z.B. für Kinder, Behinderte, Ehepaare usw.). Eine „vereinfachte Form des Autogenen Trainings" von Langen erlaubt es heute dem Laien, im Selbststudium diese Entspannungsübungen zu erlernen und durchzuführen.

Das Autogene Training ist nicht auf fernöstlichen Spiritualismus angewiesen. Es stützt sich auf Erfahrungen, die mit wissenschaftlichen Methoden nachvollziehbar sind. So kann man die Schwereempfindung auf die Entspannung der Muskeln zurückführen und dies durch Aufzeichnungen mit dem Elektromyogramm (EMG) objektiv nachweisen. Auch die Temperatursteigerung bei der Wärmeübung ist durch entsprechende Meßfühler an der Hand leicht feststellbar. Sie beruht darauf, daß mehr Blut

Autogenes Training braucht keinen ideologischen Überbau, um zu funktionieren

durch die Adern fließt, und kann je nach Ausgangstemperatur bis zu acht Grad betragen.

Es ist m. E. unangemessen, beim Autogenen Training von einer „okkulten fernöstlichen Entspannungstechnik" zu sprechen. Allerdings kann das Autogene Training, wie andere Entspannungsverfahren auch, mit Ideologien verknüpft werden. Die Verbindung besteht aber nicht zwingend.

Mit dem Autogenen Training öffnet man sich nicht „prinzipiell", wie immer wieder publiziert wird, „dem Einflußbereich antigöttlicher Mächte". Niemand kann uns von Gott trennen, wenn wir bei ihm bleiben wollen. Auch wird man nicht anfälliger für finstere Mächte, wenn man sich entspannt. Ein Christ darf deshalb vor jeder Entspannungsübung den Satz sprechen: „Ich begebe mich in deine Geborgenheit, Herr Jesus Christus – und niemand kann mich aus deiner Hand reißen!"

Es gibt viele andere Möglichkeiten

Diejenigen Leser, die trotz der angeführten Argumente Bedenken haben, sollten auf die anderen Entspannungsmöglichkeiten zurückgreifen, die zu ähnlichem Erfolg führen. Wie gesagt: Man kann – muß aber nicht mit Autogenem Training entspannen.

Langjährige Beobachtungen haben gezeigt, daß das Autogene Training bei manifesten Depressionen, drohender Schizophrenie und besonderer medialer Veranlagung (die allerdings hierzulande sehr selten ist) nicht eingesetzt werden sollte.

Beschreibung des Autogenen Trainings

Das Autogene Training gehört zu den (bereits im vorangegangenen Kapitel beschriebenen) autosuggestiven Entspannungsverfahren. Es besteht aus einer Grund- und einer Oberstufe.

Ziel der Grundstufe: Beruhigung

Die Grundstufe beinhaltet Ruhe-, Schwere- und Wärmeübungen, die insgesamt das vegetative Nervensystem durch Autosuggestion willentlich beeinflussen sollen. Ziel der Grundstufe ist die Selbstentspannung, die Entkrampfung und die Beruhigung des Gesamtorganismus.

Oberstufe wird seltener angewandt und nicht beschrieben

Die Oberstufe ist nicht eine Weiterentwicklung der Unterstufe, sondern führt in die Meditation hinein. Wenn überhaupt, dann kann man in dieser Stufe davon ausgehen, daß ein „ideologischer Überbau" an Bedeutung gewinnt. Die allermeisten Menschen begnügen sich den Entspannungsübungen der Grundstufe. Die Oberstufe sollte nur erlernt werden, wenn die Unterstufentechnik zumindest ein bis zwei Jahre praktiziert wurde und ein erfahrener Therapeut und Seelsorger zur Verfügung steht.

Ziel des Autogenen Trainings ist es, durch Streß und Verspannungen blockierte Energien auf positive Ziele zu richten. Mit der Kraft der eigenen Vorstellung und des Willens werden Gefühle und Zustände im Körper erzeugt, durch die man sein eigenes Empfinden beeinflussen kann.

Wie die Ergebnisse wissenschaftlicher Untersuchungen gezeigt haben, fördert das Autogene Training Gelassenheit, Selbstbeherrschung und Konzentration. Man schont die eigenen Nerven und die der anderen, gewinnt Ruhe, Kraft, Selbstvertrauen, Übersicht und Überlegenheit. Man findet Abstand zu den Problemen und erschließt sich dadurch neue Perspektiven.

Ganz eindeutig muß hier jedoch nochmals angemerkt werden, daß wir mit Hilfe des Autogenen Trainings den großen Problemen des Lebens, der Schuldfrage, den persönlichen Entscheidungen, den von außen herkommenden Schwierigkeiten usw. nicht ausweichen können. Sünde trennt von Gott, und diese Trennung kann durch keinerlei Entspannungsübungen aufgehoben werden. Hier gibt es nur einen Weg, den uns die Bibel weist: Jesus Christus, sein Sterben und Auferstehen.

Autogenes Training löst keine Lebensprobleme

Selbsterkenntnis und Arbeit, um den Schwierigkeiten des Lebens zu begegnen, bleiben uns nicht erspart. Jedoch verschaffen wir uns durch die Entspannung eine innere Stille, in der wir die Realitäten unserer Lebenssituation klarer erkennen können.

Praxis zur Grundstufe des Autogenen Trainings

Die Grundstufe des Autogenen Trainings kann man, wenn man sich gesund fühlt, ohne weitere Hilfe erlernen. Menschen, die jedoch einen zu niedrigen Blutdruck haben und deren vegetatives Nervensystem leicht gestört ist, sollten die Übungen zusammen mit einem Therapeuten durchführen.

Die Grundstufe ist allein erlernbar

Verboten wird das Autogene Training in aller Regel bei akuten Psychosen. Auch bei Körperfremdheit und Leibfeindlichkeit (beispielsweise bei der Pubertätsmagersucht oder bei Freßsucht) wird abgeraten, ebenso bei jugendlichen Hypochondern.

Zur praktischen Durchführung wird nachfolgend die Ruhe-, Schwere- und Wärmeübung aus der Grundstufe des Autogenen Trainings beschrieben. Vorab müssen wieder einige Voraussetzungen geschaffen werden:

Äußere Bedingungen

Störungen
fernhalten

Der Übungsraum sollte so hergerichtet sein, daß möglichst wenig äußere Störungen auf den Übenden zukommen. Es ist günstig, wenn er angenehm temperiert, leicht abgedunkelt und ruhig ist. Die beste Zeit zum Üben muß man selbst herausfinden.

Langen empfiehlt: „Dreimal täglich zwei Minuten abschalten, entspannen, erholen" als Ziel seiner Übungen. Demnach ist es sinnvoll, dreimal täglich zu trainieren, und zwar so lange, bis Sie die Übungen zu Ihrer Zufriedenheit beherrschen.

Wenn Sie immer wieder die gleichen Zeiten zur Entspannung nutzen, dann bekommen diese Termine eine Signalfunktion, d.h. bereits der Gedanke an die Zeitpunkte wirkt entspannend.

Körperhaltung

Am einfachsten kann man das Autogene Training im Liegen erlernen, weil man sich in dieser Lage besonders leicht entspannen kann.

Liegend
oder in
Kutsch-
bock-
haltung

Legen Sie sich flach und bequem auf den Rücken, die Arme liegen locker neben dem Körper. Die Handinnenflächen zeigen nach unten. Die Beine sind gestreckt, die Fersen etwa eine Handbreit voneinander entfernt. Die Fußspitzen fallen locker nach außen, die Schultern sind nicht hochgezogen.

Man kann das Autogene Training auch in der sitzenden Haltung durchführen, wir haben die „Kutschbockhaltung" im vorangegangenen Kapitel bereits genauer beschrieben.

Innere Vorbereitung

Vor Beginn der eigentlichen Übungen sollten Sie innerlich zur Ruhe kommen. Christen beginnen ihre Übungen mit Gebet und in der Gewißheit, daß sie sich in die Hände ihres Herrn fallen lassen dürfen.

Beginn mit Gebet

Wenn Ihre Gedanken immer wieder abschweifen, dann können Sie sich vor Ihren geistigen Augen ein „Ruhebild" ausmalen:

Stellen Sie sich etwa vor, daß Sie vom Ufer eines Sees aus mit dem Boot weit hinausgefahren sind. Inmitten des Sees legen Sie die Paddel weg. Sie liegen auf dem Boden des Bootes und lassen sich von den Wellen hin und her tragen. Sie sehen nur den blauen Himmel über sich und fühlen sich leicht hin und her bewegt.

Ruhebilder

Vielleicht gefallen Ihnen auch andere Bilder: Eine Südseeinsel mit Palmen, ein Gebirgszug, vor dem ein Adler kreist usw. Stellen Sie sich diese Bilder immer wieder vor, bis sie stärker sind als die ablenkenden Gedanken.

Schwereübung

Beim Autogenen Training wird die Entspannung des ganzen Körpers angestrebt. Da es jedoch nicht gelingt, sich auf den ganzen Körper gleichzeitig zu konzentrieren, beginnt man mit Teilbereichen. Es hat sich bewährt, daß Rechtshänder mit der rechten, Linkshänder mit der linken Hand die nachfolgenden Übungen beginnen:

Mit Teilbereichen beginnen

Schließen Sie die Augen und stellen Sie sich deutlich vor, daß Sie innerlich hören:

„Ich bin vollkommen ruhig und gelassen."

„Mein rechter (bzw. linker) Arm ist ganz schwer."

Entwerfen Sie das Bild Ihres rechten Armes vor Ihrem inneren Auge, und wünschen Sie sich diesen Schwerezustand herbei. Sie können die Übungsformel wirksam unterstützen, indem Sie sich z.B. vorstellen, daß eine schwere Tasche an Ihrem Arm hängt. Vielleicht denken Sie auch an die Eigenschwere Ihres Armes, wenn Sie in der Badewanne liegen und den Arm langsam über die Wasseroberfläche heben.

Es ist wichtig, daß Ihnen diese Vorstellungen angenehm erscheinen. Denken Sie die Schwereformel mehrmals durch, und sprechen Sie innerlich: „Ich bin vollkommen ruhig und gelassen" und: „Der rechte Arm ist ganz schwer."

Wenn Ihre Gedanken abschweifen, stellen Sie sich immer wieder vor:

„Ich bin vollkommen ruhig und gelassen."

„Mein rechter (bzw. linker) Arm ist ganz schwer."

Nach einiger Zeit des Übens greift das Schweregefühl langsam auf die anderen Bereiche des Körpers über.

Ruhig atmen! Nicht anstrengen! Lassen Sie während der Übungen Ihre Atmung ruhig und ungehindert geschehen. Strengen Sie sich also nicht besonders an. Autogenes Training ist keine Atemgymnastik. Überlassen Sie das Atmen einfach Ihrem Körper, und beobachten Sie im Zustand der Ruhe Ihre Atmung, wie sie ganz von selbst geschieht, ohne daß Sie dabei etwas tun müssen. Schultz hat diese Art des Atmens kurz zusammengefaßt, wenn er sagte: „Es atmet mich."

Entspannung funktioniert dann nicht, wenn man sich allzu sehr anstrengt. Sie sollten nicht krampfhaft wollen, sondern bemerken, daß Sie in die Entspannung hineingleiten.

Zurücknehmen

Trainieren Sie anfangs nicht zu lange. Ungefähr nach zwei bis drei Minuten sollten Sie die Übungen beenden, indem Sie sich selbst ein Zeichen geben. Jetzt muß die Zunächst nicht länger als 2 bis 3 Minuten für die Alltagsaufgaben notwendige Anspannung der Muskulatur wiederhergestellt werden. Dieses Zurücknehmen der Schwere hat eine ähnliche weckende Funktion für den Körper wie das Recken und Strecken nach einem erholsamen Schlaf. Damit alles systematisch geschieht, ist es günstig, auch hier eine Formel zu verwenden. Benutzen Sie zur Rücknahme deshalb die folgenden Worte:

„Arme strecken und beugen,
tief ein- und ausatmen,
die Augen auf!"

Stellen Sie sich vor, wie Sie sich diese Formulierung innerlich mit energischer Betonung zusprechen. Gehen Sie dabei entschlossen und schwungvoll vor, und halten Sie sich unbedingt an die Reihenfolge. Wenn Sie die Augen zuerst öffnen, könnte es sein, daß Sie noch nach einigen Stunden ein Schweregefühl in Ihrem Körper wahrnehmen.

Bleiben Sie nach dem Zurücknehmen noch etwa eine Minute in Ihrer Ausgangshaltung, und genießen Sie das Gefühl der Entspannung und Erfrischung. Denken Sie daran, daß Sie nur die Muskelentspannung zurücknehmen, die Entspannung der Seele soll bleiben!

Danach noch 1 Minute entspannt ausruhen

Wärmeübung

Das Ziel dieser Übung ist es, eine angenehme Wärmeempfindung im Körper hervorzurufen. Durch entsprechende Vorstellungen werden die Blutgefäße entspannt, durch die Querschnitte fließt mehr Blut. Der Blutdruck kann während dieser Übung etwas absinken.

Die Blutgefäße werden entspannt

Am Anfang kann ein leichtes Kribbeln und Prickeln auftreten, nach einigem Üben entsteht jedoch ein Wärmegefühl, das sich rasch auf den ganzen Körper ausbreitet. Um die Übungen bildhaft zu unterstützen, ist es sinnvoll, daß man sich vorstellt, der Arm sei wärmenden Sonnenstrahlen ausgesetzt oder werde in ein angenehm warmes Wasser getaucht. Der Rechtshänder beginnt mit dem rechten, der Linkshänder mit dem linken Arm. Die Formel lautet:

„Der rechte (linke) Arm ist strömend warm."

Wir können nunmehr die Schwere- und Wärmeübungen bereits zusammenfassen. Das komplette Trainingsprogramm lautet dann:

„Ich bin vollkommen ruhig und gelassen."
„Der rechte (linke) Arm ist ganz schwer."
(Mehrmals wiederholen.)
„Ich bin vollkommen ruhig und gelassen."

„Der linke (rechte) Arm ist ganz schwer."
(Mehrmals wiederholen.)
„Ich bin vollkommen ruhig und gelassen."
„Atmung ganz ruhig und gleichmäßig."
(Mehrmals wiederholen.)
„Es atmet mich" (d.h. Atmen geschehen lassen).
„Ich bin vollkommen ruhig und gelassen."
„Der rechte (linke) Arm ist strömend warm."
(Mehrmals wiederholen.)
„Ich bin vollkommen ruhig und gelassen."
„Der linke (rechte) Arm ist strömend warm."
(Mehrmals wiederholen.)
„Es atmet mich."
„Ich bin vollkommen ruhig und gelassen."

Zum Abschluß ist wieder die Rücknahmeformel erforderlich:
„Arme strecken und beugen,
tief ein- und ausatmen,
die Augen auf!"

In aller Regel geht die Wärmeempfindung vom Arm auf die anderen Körperteile über, so wie dies auch bei der Schwereübung der Fall ist.

Reihenfolge einhalten!

Man sollte sich unbedingt an die Reihenfolge der Übungsformeln halten, damit die Entspannungsreflexe sich richtig ausbilden können und dauerhaft verankert werden.

Nach einiger Zeit sind die ausführlichen Formulierungen nicht mehr notwendig. Man spricht dann nur noch innerlich vor sich hin:

„Ruhig, schwer, schwer, schwer – ruhig – schwer, schwer, schwer – ruhig – es atmet mich – ruhig – warm, warm, warm – ruhig – warm, warm, warm – es atmet mich – ruhig – Arme fest! – tief atmen! – Augen auf!"

Formelhafte Vorsätze

Neben der Wärme- und Schwereübung verwendet man beim Autogenen Training auch die bildhafte Vorstellung von Gedanken mit sogenannten „Vorsatzformeln".

Sie können dann eingeschoben werden, wenn der Ruhezustand der Grundstufe erreicht wurde. Solche Formeln verankern sich in den tieferen seelischen Schichten und haben eine gewisse Tendenz, sich zu verwirklichen – auch dann, wenn man nicht direkt darüber nachdenkt.

Hier könnten sich Einflußmöglichkeiten für eine Fremdsuggestion ergeben. Deshalb ist es wichtig, daß man die formelhaften Vorsätze selbst auswählt und biblisch begründen kann. Damit sind Fremdeinflüsse ausgeschlossen, und es ist leicht möglich, auch im Glaubensbereich zu arbeiten.

Sätze selbst auswählen. Sie müssen biblisch begründbar sein

Stellen Sie sich während des Autogenen Trainings die formelhaften Vorsätze jeweils zehn- bis dreißigmal vor. Im allgemeinen ist es vorteilhaft, wenn Sie die Formeln mit der Ausatmungsphase koppeln.

Man sollte pro Übung nicht mehr als zwei Suggestionsformeln wählen. Dabei ist folgendes zu beachten:
- Nur positive Sachverhalte/Begriffe verwenden.
- In der Gegenwartsform abfassen.
- Je knapper und prägnanter desto besser.
- So monoton und rhythmisch wie möglich.

Das innere Sprechen „Ich bin vollkommen ruhig und gelassen", d.h. die bekannte Ruheformel, ist bereits ein autogener Vorsatzpunkt.

Einige Beispiele zeigen, wie solche Sätze lauten können:

Beispielsätze

1) Für Menschen, die unter Streßzuständen leben:
   „Ich habe genügend Zeit."
2) Für ängstliche Menschen, die man immer ausgenutzt hat und die ein Recht auf Erholung bei ihren Vorgesetzten begründen müssen:
   „Ich vertrete mein Recht auf Stille mit Nachdruck."
3) Für Menschen, die gern schnell und heftig im Gespräch reagieren:
   „Ich schaffe es mit Ruhe und Gelassenheit."

4) Für Menschen, die sich leicht ärgern:
„*Ärger ist mir ganz gleichgültig.*"
5) Für Menschen mit Minderwertigkeitskonflikten:
„*Gott hat mich sehr gut erschaffen.*"
usw.

Ergänzen Sie!

Jetzt sind Sie selbst dran! Sicherlich werden Sie – vielleicht in Zusammenhang mit dem „Entspannungstagebuch" (Abbildung 6) formelhafte Vorsätze entdecken, die für Sie persönlich wichtig sind.

Vielleicht haben Sie auch Überlegungen angestellt, wo Ihre Gedankengänge „verirrt" waren (Kapitel 3). Jetzt können Sie die „rekonstruierten" Gedanken formelhaft in das Autogene Training einsetzen – und Sie werden feststellen, daß sich dadurch diese neuen, biblisch orientierten Gedanken schneller verfestigen.

3.7 Literaturangaben

Beck, A.T., Kognitive Therapie der Depression, München, Weinheim 1986.

Benson, H./Klipper M., Gesund im Streß. Eine Anleitung zur autosuggestiven Entspannung, Berlin 1978.

Biermann, G., Autogenes Training mit Kindern und Jugendlichen, München und Basel 1978.

Ceh, J., Konflikte und Aggressionen bewältigen, Landsberg 1985.

Ceh, J., Prüfungsangst überwinden, Landsberg 1984.

Dieterich, M., Seelsorge und Okkultismus. In: Biblische Grenzfragen im Bereich der „Neuen Spiritualität", Neuhausen 1986.

Dieterich, M., Psychotherapie – Seelsorge, Biblisch-therapeutische Seelsorge, Neuhausen 1987.

Egenolf, H., Wunder des Atmens, Stuttgart 1964.

Ellis, A., Die rational-emotive Therapie, München 1977.

Fliegel S. u.a., Verhaltenstherapeutische Standardmethoden, München 1981.

Florin, I./Tunner, W. (Hg.), Therapie der Angst. Systematische Desensibilisierung, München 1975.

Harf, A., Bewußter leben lernen, Freiburg 1981.

Terminkalender, Timesystem International A/S Denmark 1980/1987.

Langen, D., Autogenes Training für jeden, München 1981.

Lazarus, A., Verhaltenstherapie im Übergang, München, Basel 1978.

Lewinsohn, P.M./Munoz R.F. u.a., Der Weg zum seelischen Gleichgewicht, Salzburg 1982.

Ostrander, S. u. N./Schroeder, L., Leichter lernen ohne Streß, Bern – München 1980.

Schlottke, P.F./Wahl, D., Streß und Entspannung im Unterricht, München 1983.

Schnitter, G., Streit um Töne. In: Schritte (1986), Heft 11 und 12.

Schultz, I.H., Das autogene Training, Stuttgart 1979.

Schrapper, D.K./Mann, K.F., Veränderung der Befindlichkeit durch autogenes Training. In: Psychother. med. Psychol. 35 (1985), 268-272.

4. Schlafstörungen

Schlaf-
störungen
nehmen
immer
mehr zu

Von Matthias Claudius stammt der Satz: „Und alles Geld und alles Gut gewährt zwar viele Sachen: Gesundheit, Schlaf und guten Mut kann's aber doch nicht schaffen." Gilt diese Aussage nicht auch im 20. Jahrhundert nahezu unverändert? Auch mit viel Aufwand kann man den so dringend ersehnten Schlaf oft nicht finden.

Vielleicht waren Sie aber schon erfolgreicher und haben mit den beschriebenen Möglichkeiten zur Entspannung bereits die ersten Schritte zu „Gesundheit, Schlaf und gutem Mut" getan. Wenn Sie noch nicht ganz so weit sind, dann sollten Sie dieses Kapitel gründlich durcharbeiten.

Wesentliche
Hilfe:
Gleich-
gültigkeit

Beginnen wir ganz einfach: Eine der besten Hilfen für Menschen, die über „schlechten Schlaf" klagen, ist es, den Schlaf nicht überzubewerten – etwa nach dem Motto: „Ob ich einschlafe oder nicht, ist für mich ganz unwichtig …" Seien Sie sicher: Auch wenn Sie meinen, die ganze Nacht wachgelegen zu haben – kürzer oder länger haben Sie doch geschlafen, denn kein Mensch kann ganz ohne Schlaf auskommen. Sie haben die Schlafperioden nur nicht bewußt erlebt. Es kann sein, daß Sie sich viele Gedanken machen und meinen, die ganze Nacht wachgelegen zu haben. Sie sorgen sich, wie Sie den kommenden Tag überstehen können. Wenn Sie akzeptieren, daß auch ohne Schlaf ein gewisses Maß an Erholung erreicht wird, kann dieses Wissen so entspannend sein, daß Sie sogar darüber einschlafen …

Solche einfachen Regeln helfen jedoch nicht immer. Vielleicht haben Sie bereits versucht, dem Schlaf seine Wichtigkeit zu nehmen, und müssen mit Schopenhauer sagen: „Schlaf ist nicht alles, aber ohne Schlaf ist alles nichts."

Ohne Schlaf
ist alles
nichts

Da wollen wir nun die Erkenntnisse der vorangegangenen Entspannungsübungen auf Schlafstörungen anwenden und versuchen, einige praktische Hilfestellungen zu geben. Vorab jedoch einige allgemeine Erkenntnisse zum natürlichen Schlaf.

4.1 Ergebnisse aus der Schlafforschung

Schlafen und Wachen in einem natürlichen Rhythmus gehören zum Leben des Menschen. Wenn wir schlafen, arbeitet das Gehirn ebenso intensiv an der Erhaltung des Lebens wie in den Wachzuständen. Wir merken normalerweise nichts davon, aber es weckt uns beispielsweise, wenn lebensgefährliche Vorgänge auf uns einwirken. Es steuert und kontrolliert die Organleistungen, die für die Erhaltung des Lebens unerläßlich sind, wie den Herz-Blutkreislauf, die Verdauung usw.

In dem Zusammenspiel der Gehirnzellen und Nerven, das wiederum mit dem Hormonsystem zusammenhängt, ergibt sich eine komplizierte Ordnung, die leicht verletzlich und deshalb auch störanfällig ist. Darum hat praktisch jeder Mensch schon einmal an Schlaflosigkeit gelitten.

Jeder kennt Schlafstörungen

Genauere Untersuchungen zum Schlafrhythmus haben gezeigt, daß man keinesfalls von einem „gleichmäßigen" Schlaf ausgehen darf. In modernen Labors ist es möglich, die Hirnstromkurve, die Augenbewegungen und die Muskelspannungen während der ganzen Nacht aufzuzeichnen. Deutlich konnten verschiedene Stadien des Schlafes unterschieden werden, die im Laufe der Nacht aufeinander folgen. So kennt man neben dem Wachzustand den Halbschlaf, den leichten und unruhigen Schlaf (oft mit unrealistischen und wiederkehrenden Gedanken verbunden) sowie zwei verschieden stark ausgeprägte Tiefschlafphasen, in denen man kaum träumt und aus denen man auch nur schwer zu wecken ist.

Man kann die verschiedenen Schlafzustände mit Meßinstrumenten genau erkennen und aufzeichnen. Besonders deutlich sind die Unterschiede anhand der Hirnstromkurven des Elektroenzephalogramms (EEG) zu sehen, die schon im Kapitel zu den Entspannungsübungen mit Musik erwähnt wurden. In Abbildung 7 sind die verschiedenen Gehirnströme graphisch dargestellt. Tabelle 1 faßt die wesentlichen Kennzeichen der verschiedenen Schlafzustände zusammen.

Schlaf ist nicht gleich Schlaf

Abb. 7: Gehirnströme bei verschiedenen Schlafzuständen

Wachzustand

Phase 1

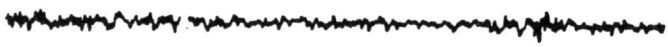

Phase 2   *Schlafspindel*

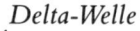

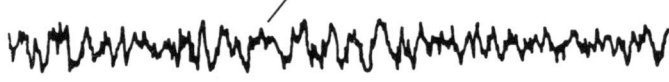

Phase 3   *Delta-Welle*

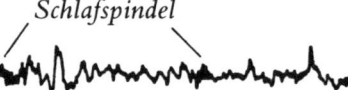

Phase 4

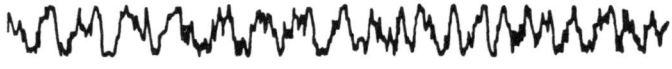

REM-Phase

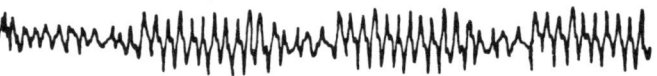

Tabelle 1: Wach- und Schlafzustände

Schlaf-zustand	Art der Gehirnwellen	Kennzeichen
Wachen	Alpha-Wellen mit ca. 7 bis 14 Hertz.	Entspannter Wachzustand, der ein freies und kreatives Assoziieren ermöglicht (vgl. „Entspannung mit Musik"). Aber auch „Nicht-Denken" ist möglich.
Phase 1	Niedrigere Amplitude mit hoher Frequenz.	Langsame, regelmäßige Atmung. Langsame und regelmäßige Gehirntätigkeit.
Phase 2	Typische „Schlafspindeln" (0,5 bis 2 Sekunden) bei den Hirnströmen, deren Frequenz zwischen 14 und 16 Hertz liegt.	Die Sinnesorgane sind abgeschaltet. Keine Gedächtnisprozesse. Herz- und Atemfrequenz erniedrigt. Blutdruck sinkt.
Phase 3	20 bis 50 Prozent Delta-Wellen (d.h. Wellen mit rhythmischen, hohen Amplituden, die ca. alle 1 bis 2 Sek. auftreten).	Gehirn und Körper werden zunehmend ruhiger und reagieren damit auch immer weniger auf die Umgebung. Träume treten nicht auf.
Phase 4	Jetzt sind über 50 Prozent des EEGs Delta-Wellen.	
Rapid-Eye-Movement REM-Schlaf	Sägezahnförmige Wellen mit hoher Amplitude	Die Augen bewegen sich. Gesicht, Finger und Zehen zucken. Arme, Beine und Rumpf sind ruhig. Atmung unregelmäßig. Gehirn aktiv. Lebhafte Träume.

Für den Tiefschlaf charakteristisch sind die „Delta-Wellen", die sich durch sehr langgezogene Wellenzüge im EEG nachweisen lassen. In der 4. Schlafphase beträgt der Anteil dieser Art der Gehirnströme über 50 Prozent. Am Ende einer Tiefschlafphase wechselt der Schläfer in einen anderen Zustand, den sogenannten „REM-Schlaf", der sich durch rasches Bewegen der Augen (Rapid Eye Movement) nachweisen läßt. Jetzt zeigt sich eine deutliche Gehirnaktivität, verbunden mit lebhaften Träumen.

Träume

Wenn ein Schlafender aus dem REM-Zustand geweckt würde, könnte er von seinem Traum erzählen. Häufig hat er ihn jedoch bis zum Aufwachen wieder vergessen. Da in jeder Nacht mehrere REM-Phasen durchlaufen werden, merkt man sich, wenn überhaupt, meist nur den letzten Traum.

Die folgenden Abbildungen zeigen einige charakteristische Schlafphasen und die dabei aufgezeichneten Gehirnwellen.

Abb. 8: Schlafphasen eines ca. Zwanzigjährigen

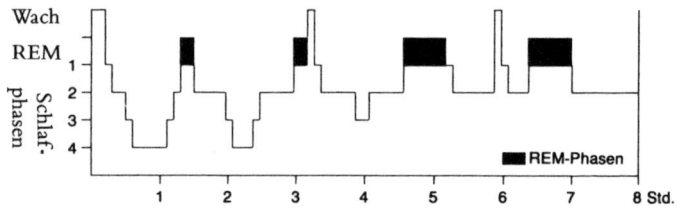

Abb. 9: Schlafphasen eines etwa Fünfundsechzigjährigen

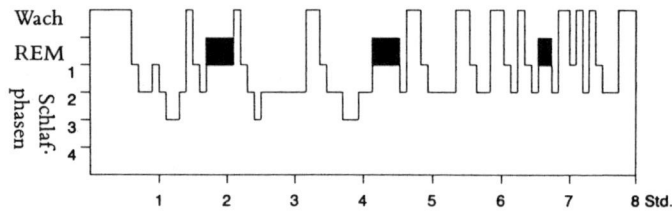

Man konnte zeigen, daß wir uns dann am besten erholen, wenn unser Schlaf – je nach Alter – mindestens 16 bis 21 Prozent Tiefschlaf (Phase 3 und 4) und 18 bis 25 Prozent REM-Schlaf enthält.

Im Laufe eines gesunden Schlafes wiederholen sich die Tiefschlaf-REM-Zyklen vier- bis sechsmal. Jeder Zyklus ist zwischen einer und eineinhalb Stunden lang. Von Mal zu Mal nimmt die Schlaftiefe ab und die Dauer der REM-Phasen (bei jüngeren Erwachsenen) zu. Dies wird an den beiden Abbildungen deutlich, die die Schlafprofile jüngerer und älterer Menschen darstellen. Sie sehen, daß es während des Schlafens durchaus Wachphasen gibt – an die sich der Schläfer jedoch in aller Regel kaum erinnert. *(Beim gesunden Schlaf wiederholen sich die Tiefschlaf-zyklen)*

Tabelle 2 zeigt die durchschnittliche Schlafdauer sowie den REM-Schlaf-Anteil in verschiedenen Lebensaltern. Dabei ist zu bemerken, daß es eine (zumeist erblich bedingte) Veranlagung gibt, die den einzelnen Menschen zum „Lang"- oder „Kurzschläfer" macht. Wenn Sie in Tabelle 2 also Abweichungen von 10 bis 20 Prozent finden, so ist dies völlig normal. *(Schlafdauer und Lebensalter)*

Tabelle 2: Durchschnittliche Schlafdauer pro Tag in Abhängigkeit vom Lebensalter

Alter (Jahre)	Dauer (Std.)	REM-Anteil (%)
0 – 0,5	16 – 13	60 – 30
0,5 – 3	13 – 12	30 – 25
3 – 5	12 – 11	25 – 20
5 – 9	11 – 10	20
9 – 14	10 – 9	20
14 – 18	9 – 8	20
18 – 33	8 – 7	20
33 – 45	7 – 6	15
45 – 80	6 – 5	15

Abbildung 10 zeigt das Profil eines schlafgestörten Patienten. Es dauert über eine Stunde, bis er in den Tiefschlaf verfällt, und er bleibt auch nur wenige Minuten in diesem Zustand.

Abb. 10: Schlafphasen eines schlafgestörten Menschen

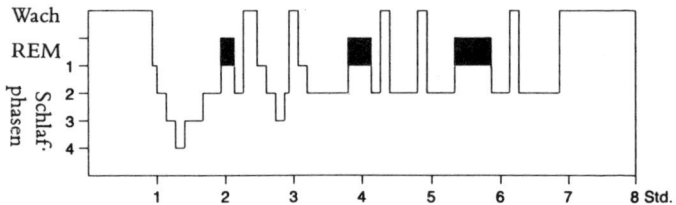

Barbiturate

Immer wieder versuchen schlafgestörte Menschen, sich mit starken Schlafmitteln zu helfen. Welche Auswirkungen die Einnahme von Barbituraten über längere Zeit hinweg haben können, zeigt Abbildung 11: Die Tiefschlafphasen fehlen praktisch ganz, und auch der REM-Zustand wird nur noch selten erreicht. Am anderen Morgen fühlt man sich meist zerschlagen und wie gerädert. Barbiturate erzwingen praktisch den Schlaf, und nach ein paar Nächten merkt man, daß die Dosis ständig erhöht werden muß.

Abb. 11: Schlafphasen nach längerer Einnahme eines Barbiturates

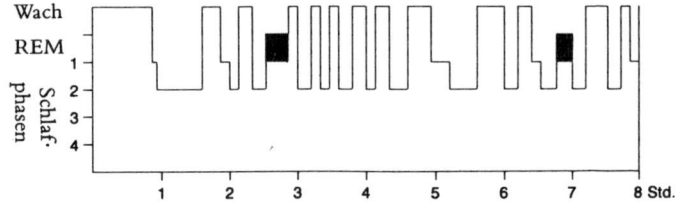

Psycho-
pharmaka

Neue Psychopharmaka haben heute zum Großteil die Barbiturate abgelöst. Zumindest für eine kürzere Behandlungszeit bieten sie auch eine gewisse Hilfe bei Schlafstörungen. Benzodiazepine (z. B. Valium, Lexotanil, Adumbran usw.) helfen nicht nur zu einem besseren Einschlafen, sondern beruhigen auch in einer sehr angenehmen Weise: die Psyche wird „aufgehellt".

Schlafforscher haben allerdings nachgewiesen, daß bereits nach wenigen Wochen die „einschläfernde Wirkung" deutlich abnimmt, daß der Schlaf weniger erholsam wird. Es kommt zu einer Verkürzung der 3. und 4. Schlafphase und auch zu einer Reduktion der REM-Phasen. Darüber hinaus ändert sich auch ein Stück der Persönlichkeit. Plötzlich entdeckt man an sich morgens schleppende Reaktionen, dauernde Gedrückt- und Verzagtheit, aber auch das Gegenteil: eine alberne Gleichgültigkeit, zunehmende Konzentrationsschwäche und Vergeßlichkeit.

Versucht man, unter dem Eindruck einer möglichen Suchtgefahr die Benzodiazepine abzusetzen, zeigen sich deutliche Entzugserscheinungen: Man fühlt sich roh und verwundet, zittert, schwitzt, die Gliedmaßen schmerzen, Angst überfällt einen, der Kopf tut weh, man kann nicht mehr richtig denken, und die Nächte werden immer schlimmer. Suchtgefahr bei längerer Einnahme

Schlafforscher haben jedoch nachgewiesen, daß dieser Eindruck trügt. Man schläft zwar in der ersten Entzugsnacht womöglich etwas weniger, hat aber doppelt soviel Tief- und REM-Schlaf wie unter dem Einfluß der bisher eingenommenen Psychopharmaka. Auch wenn einem die Nacht katastrophal vorkommt, weil die gewohnte Benommenheit durch das Benzodiazepin fehlt und man dadurch seine Schlaflosigkeit bewußter erlebt: Der Schlaf ist trotzdem besser. Die meisten Menschen glauben dies jedoch nicht und greifen dann schnell wieder zu den gewohnten Psychopharmaka. Ein unheilsamer Kreislauf hat sich dann verfestigt.

Darum ist es nicht empfehlenswert, mit Psychopharmaka und noch weniger mit Barbituraten den Schlaf zu erzwingen. Häufig sind die Erfolge nur sehr kurzfristig, der Schlafrhythmus ist weiterhin gestört, und eine Medikamentenabhängigkeit kommt hinzu. Nur kurzfristige Erfolge

Erfolgversprechender sind neuere Forschungen, die nach körpereigenen Ermüdungsstoffen suchen. Während des Wachseins sammeln sich Schlacken des normalen Stoffwechsels in den Körpergeweben und im Blut an. Diese „Ermüdungsstoffe" lösen nach einer bestimmten Zeit in uns ein kaum zu überwindendes Schlafbedürfnis aus. Einer dieser Ermüdungsstoffe wurde vor einigen Jahren chemisch isoliert. Es handelt sich um einen Eiweißstoff, den man als „Delta-Sleep-Inducing-Peptide", kurz Körpereigene Ermüdungsstoffe

DSIP bezeichnete. Man nimmt an, daß er für die Wachheit des Menschen verantwortlich ist.

Der „Schlaf-
druck"
schwankt
Zwischen zehn Uhr abends und sieben Uhr morgens sinkt der Mittelwert der DSIP-Konzentration im Blutplasma – es ist Schlafenszeit. Eine zweite, wenn auch nicht so ausgeprägte Absenkung der Konzentration ergibt sich gegen 15.00 Uhr: die Zeit der „Siesta". In einer Reihe von Experimenten wurde gezeigt, daß der „Schlafdruck" über die verschiedenen Tages- und Nachtzeiten hin deutlich schwankt. Zwischen 22 und 1 Uhr spricht man von „Schlaftor", das Gegenteil sind die beiden für den Schlaf „verbotenen Zonen" zwischen 8.30 und 11 Uhr sowie zwischen 18 und 21 Uhr. In diesen Zeiten ist der DSIP-Spiegel am höchsten.

Gute Zeiten
zum Ein-
schlafen:
zwischen
22 und 1
Uhr

Bald neue
Medika-
mente?
In großem Stil wurde DSIP bisher noch nicht eingesetzt. Man behandelt derzeit überwiegend Patienten mit schweren Schlafmangelstörungen. Jedoch dürfen wir von diesem Medikament für die Zukunft eine echte Hilfe erwarten.

4.2 Praktische Hilfen bei Schlafstörungen

Auch wenn wir in der Zukunft mit wirksameren Medikamenten rechnen können, brauchen Sie bereits heute echte Hilfestellungen. Ich verstehe darunter Verfahren, die ohne schädliche Nebenwirkungen eingesetzt werden können.

Als erstes sollten Sie überprüfen, ob Ihre Diagnose „Schlafstörung" überhaupt stimmt. Wie gesagt, es gibt deutlich verschiedene Schläfertypen, und die Abbildungen und Tabellen des vorangegangenen Kapitels dürfen deshalb nur als statistische Mittelwerte angesehen werden.

Wir haben schon bei den Entspannungsübungen immer wieder besprochen, daß es notwendig ist, einen Zustand, den man ändern möchte, möglichst genau zu beschreiben. So kann es hilfreich sein, wenn Sie den nachfolgenden Protokollbogen (Abb. 12) ausfüllen. Er macht schnell deutlich, ob Ihre Diagnose richtig ist. Gleichzeitig werden mögliche Ursachen erfaßt, die zur Störung führen könnten.

Persönliches
Schlaf-
protokoll

Abbildung 12: Protokollbogen für Schlafstörungen

Mein persönliches Schlafprotokoll

Protokoll für die Nacht vom _____ / _____

1. Zeitpunkt des Zubettgehens _____

   Schlafenszeit _____

2. Vergangene Nacht brauchte ich ca. _____ Minuten zum Einschlafen.

3. Vergangene Nacht erwachte ich _____ mal.
   Geben Sie für jedes Erwachen *Zeitpunkt* und *Dauer* bis zum Wiedereinschlafen an:

   _____   _____

   _____   _____

   _____   _____

4. Das letzte Mal erwachte ich um _____ ;

   insgesamt schlief ich _____ Stunden.

5. Notieren Sie Ihre Aktivitäten *vom Abendessen bis zum Zubettgehen:*

   _____

   _____

   _____

   _____

6. Notieren Sie Ihre Aktivitäten *nach dem Zubettgehen:*

   _____

   _____

   _____

   _____

7. Schreiben Sie auf, worüber Sie im Bett nachdachten:

_____

_____

_____

8. Welche Gedanken kamen immer wieder:

_____

_____

_____

9. Zeitpunkt des Ausfüllens dieses Protokolls: _____

Zumindest eine Woche lang protokollieren

Sie sollten das Schlafprotokoll mindestens eine Woche lang führen. Nehmen Sie sich immer frühmorgens Zeit dazu, und protokollieren Sie die Ergebnisse der vergangenen Nacht. Dabei werden Sie womöglich entdecken, daß sich die Eintragungen von Tag zu Tag ändern. Vielleicht stellen Sie auch fest, daß Sie viele Angaben gar nicht genau machen können. Dies wäre dann ein erstes Zeichen, daß es mit Ihrem Schlaf vielleicht doch nicht so schlecht bestellt ist.

Auswerten

Wenn Sie eine Zeitlang Ihr Schlafprotokoll geführt haben, werden Sie sehr schnell zwischen „guten" und „schlechten" Nächten unterscheiden können. Sie werden vielleicht auch einen Zusammenhang feststellen zwischen einzelnen Aktivitäten am Tage oder am Abend und möglichen Störungen beim Schlaf. Diese unerwünschten Gewohnheiten können Sie dann abstellen.

Bei schweren Schlafstörungen: Facharzt aufsuchen

Schlafstörungen haben selten einen eindeutig biologischen Hintergrund. Sie werden bald bemerken, daß es eher unbewältigte Probleme und Schwierigkeiten des Alltags sind, die uns den Schlaf rauben.

Es gibt dagegen eine ganze Reihe von praktischen Regeln, die Sie beachten sollten, um besser schlafen zu können. In Zusammenhang mit speziellen Entspannungsübungen, die im Anschluß an die praktischen Regeln nochmals vorgestellt werden, haben Sie ein ganzes Arsenal von Einschlafhilfen zur Verfügung.

146

4.2.1 Allgemeine Hilfen zum besseren Schlaf

1. Besprechen Sie im Gebet alle Sorgen und Nöte des Tages mit Jesus Christus. Nicht umsonst steht in der Bibel: „Alle Sorgen werfet auf ihn" (1. Petrus 5,7). Sie dürfen dieses Gebet, d. h. das Ablegen der Last, gern auch laut sprechen.

Sorgen abgeben

2. Denken Sie daran, daß schlaflose Nächte ein Geschenk Gottes sein können. Sie haben jetzt sehr viel Zeit zur Fürbitte, können alle Freunde und Bekannte, aber auch die Menschen, die Ihnen Schwierigkeiten machen, im Gebet vor Gott bringen. Und Sie dürfen sogar über diesem Gebet einschlafen.

Schlaflosigkeit als Chance

3. Versuchen Sie niemals, mit aller Kraft Ihres Willens den Schlaf zu erzwingen. Dadurch werden Sie das Einschlafen mit Sicherheit verhindern.

Schlaf nicht erzwingen wollen

V. Frankl hat mit seiner Therapie der „paradoxen Intentionen" gezeigt, daß es hilfreich sein kann, gerade das Gegenteil dessen zu denken, was man eigentlich vorhat. Bezogen auf das Einschlafen würde die paradoxe Intention lauten: „Ich muß doch gar nicht schlafen."

„Ich muß gar nicht schlafen"

Mit einer solchen Denkweise lenken Sie sich von einem zwanghaften Verhalten ab. Schlaf ist dann nicht mehr das Allerwichtigste für Sie.

4. Wenn die schweren und mit Sorgen beladenen Gedanken immer wieder zurückkommen wollen, dann sollten Sie die Methode des Gedankenstopps einführen. Blockieren Sie Gedanken wie: „Wenn ich jetzt nicht schlafe, kann ich morgen nicht arbeiten." Sagen Sie einfach zu sich selbst: „Stopp!" oder: „Schluß mit dieser alten Leier!", und denken Sie anschließend an fröhliche Episoden Ihres Lebens.

Gedankenstopp

5. Ermitteln Sie durch Selbstbeobachtung die Bedingungen, die bei Ihnen schlaffördernd wirken. Das vorne angegebene Arbeitsblatt (Abb. 12) kann hier sehr hilfreich sein.

Selbstbeobachtung

6. Lassen Sie den Mittagsschlaf bzw. jeden Schlaf außerhalb der Nachtzeiten ausfallen.

Nur noch nachts schlafen

7. Für die meisten Menschen liegt die günstigste Temperatur im Schlafraum bei 13° C.

8. Ein Fußbad, das für warme Füße sorgt, kann das Einschlafen fördern. Auch Wassertreten vor dem Zubettgehen beruhigt.

9. Es gibt eine ganze Reihe bekannter pflanzlicher Mittel gegen „zu leichten Schlaf", z.B. die Fertigpräparate „Hovaletten", „Luvased", „Kavospora" usw. Diese „pflanzlichen Einschlafhilfen", die Sie in jeder Apotheke rezeptfrei kaufen können, enthalten seit altersher bekannte Kräuter in Zusammensetzungen, die schlaffördernd wirken. Sie können die Kräuter auch einzeln verwenden und entsprechende Tees brauen. Bei Einschlafstörungen bewährt haben sich: Baldrian, Basilikum, Benediktinendistel, Hopfen, Lavendel, Melisse.

In neuerer Zeit wird auch diskutiert, ob nicht die Neurotransmittersubstanzen des Gehirns, insbesondere das Serotonin, auf den Schlaf-Wach-Rhythmus Einfluß nehmen. Eine Störung oder Hemmung der Serotonin-Biosynthese führt zu Schlafstörungen, eine Erhöhung zur Schläfrigkeit. Eine neuere Untersuchung hat gezeigt, daß knapp 60 Prozent der untersuchten Patienten nach gezielter Zugabe von L-Tryptophan wesentlich schneller einschlafen konnten. Wegen einiger in den USA entdeckten Nebenwirkungen ist L-Tryptophan derzeitig aus dem Markt gezogen, es ist jedoch durchaus möglich, daß es in absehbarer Zeit wieder verwendet werden kann.

Mit diesem Medikament ist es möglich, Schlafstörungen „rein biologisch" zu behandeln. Es besteht keine Sucht- oder Gewöhnungsgefahr, auch die Benommenheit und Müdigkeit, die die klassischen Schlafmittel am folgenden Tag hervorrufen, sind nicht zu befürchten.

4.2.2 Entspannung als Hilfe zu besserem Schlaf

Die in den ersten drei Kapiteln dieses Buches beschriebenen Entspannungsmöglichkeiten können auch eingesetzt werden, um Schlafstörungen zu verringern oder ganz abzubauen.

1. Sie werden ruhig, entspannt – und können deshalb besser einschlafen –, wenn Sie an Davids Leben denken. Er wußte, was es heißt, mit Lasten zu leben, wenn er ausrief: „Als ich es wollte verschweigen, verschmachteten meine Gebeine durch mein tägliches Klagen" (Psalm 32,3).

Bringen Sie jeden Abend die Schuld, die sich im Laufe des Tages angesammelt hat, vor Gott, und bitten Sie ihn um Vergebung. Dann können Sie im wahrsten Sinne „sorglos" in den neuen Tag gehen.

Wenn Sie auch nachts von Gedanken an Ihre Arbeit verfolgt werden, denken Sie an das Bibelwort: „Alles hat seine Zeit, und alles Vorhaben unter dem Himmel hat seine Stunde" (Prediger 3,1).

Alles hat seine Zeit!

2. Tragen Sie bereits am Vorabend Ihre Planungen für den nächsten Tag in den persönlichen Kalender (siehe Abbildung 3, Seite 79) ein – und lassen Sie genug Freiräume. Dann können Sie mit größerer Ruhe und Sicherheit in die Nacht gehen.

Planungen für den nächsten Tag abschließen

3. Auch die abendliche Meditation kann eine gute Voraussetzung für gesunden Schlaf sein. In diesem Fall ist es günstig, im Bett zu meditieren.

Meditationsübungen siehe Kap. 2.4

Versuchen Sie sich auszustrecken, bis Sie spüren, daß Sie behaglich auf der Matratze liegen. Nachdem Ihr Körper wohlig und entspannt liegt, geht es um das „Glätten der Seele". Geben Sie alles, was Ihnen jetzt Unruhe bereitet, was Sie in Verspannung führt, an Gott ab.

Denken Sie still über das Wort Jesu nach: „Ruhet ein wenig" (Mark. 6,31). Atmen Sie ruhig, während Sie über diesem Wort sinnen. Lassen Sie keine anderen Gedanken zu.

„Ruhet ein wenig"

Versuchen Sie, in aller Ruhe zu atmen, so wie wir dies in Kapitel 3 gelernt haben: Konzentrieren Sie sich auf Ihren Atem. Spüren Sie das Kühlerwerden der Nase, während Sie einatmen. Versuchen Sie im Augenblick nur, diese Kühle zu registrieren. Lassen Sie dann den Atem ausströmen, bis er kaum mehr spürbar ist. Es schließt sich eine kleine Pause an – eine Phase der inneren Entspannung. Dann atmen Sie weiter.

Ruhig atmen

4. Auch Musik kann zum besseren Einschlafen eingesetzt werden. Wir erinnern uns, daß J.S. Bach die „Goldberg-

Variationen" geradezu als „Einschlafhilfe" komponiert hat.

Entspannen
mit Musik
vgl. Kap. 3

Vielleicht verbinden Sie die Atemübungen mit Musik? Lassen Sie eine Kassette mit Entspannungsmusik abspielen, und atmen Sie dazu ganz regelmäßig, immer im Rhythmus von vier Schlägen:

– einatmen

– Pause

– ausatmen

– Pause.

Nach einer halben Stunde wird sich die Kassette von alleine ausschalten – und vielleicht merken Sie dies gar nicht mehr ...

Auto-
suggestive
Entspan-
nung

5. Autosuggestive Entspannungsübungen können auch zu besserem Schlaf beitragen. Folgende Vorgehensweise hat sich bewährt:

– Liegen Sie in entspannter Haltung im Bett.

– Schließen Sie die Augen.

– Ihre Muskeln sollen ganz tief entspannt sein.

– Atmen Sie ganz normal durch die Nase.

Werden Sie sich Ihrer Atmung bewußt, indem Sie spüren, wie die Luft beim Ein- und Ausatmen an Ihren Nasenflügeln entlangstreicht. Beim Ausatmen sprechen Sie leise eine der folgenden biblischen Aussagen:

„Ich bin geborgen."

„Der Herr ist nahe."

„Jesus hält mich."

„Ich darf ruhig sein."

usw.

Während Sie diese kurzen Sätze still vor sich hinsagen, sollten Sie unbedingt eine passive Haltung einnehmen,

Nicht
grübeln!

d.h. jetzt wäre es nicht richtig, darüber zu grübeln, ob Sie einschlafen werden oder nicht.

Sie brauchen sich nicht zu beunruhigen, wenn Ihre Gedanken kurz abschweifen. Das passiert immer wieder. Wiederholen Sie einfach den Bibelvers oder kurzen Satz, sobald Ihnen das Abschweifen bewußt wird.

6. Für manchen kann auch das Autogene Training zu einer wirksamen Einschlafhilfe werden.

Hierzu ist es sinnvoll, die weiter vorne besprochenen

Wärme- und Schwereübungen durchzuführen. Im Gegensatz zu Übungen während des Tages muß man den Entspannungszustand jedoch nicht mehr zurücknehmen, sondern darf darüber einschlafen.

Beim Autogenen Training keine Rücknahmeformel nötig

Bei den „formelhaften Vorsätzen" sind kurze und prägnante Worte angebracht, die mit entsprechender Atmung verbunden werden. Denken Sie zum Beispiel während der ruhigen Einatmung an das einstimmende Wort „Ruhe", bei der Ausatmung an den sanften Befehl „Schlaf". Das erste Wort wirkt einführend, einstimmend, das zweite ist das Zielwort, das Machtwort, das Gebot. Dabei ist es wichtig, daß die Atmung ruhig und im normalen Rhythmus bleibt. Sie darf nicht beschleunigt werden, sonst würde eine innere Unruhe entstehen. Wiederholen Sie nun im Rhythmus der Atmung immer wieder die genannten Worte „Ruhe" als Startwort und „Schlaf" als Zielwort.

„Ruhe" als Startwort

„Schlaf" als Zielwort

Sie können aber auch andere formelhafte Vorsätze verwenden, z. B.:

Atmung – ruhig
Herzdruck – weg
Herz – ruhig
Schmerz – schwindet
Ärger – schweigt
Kummer – unwichtig.

Oftmals funktionieren diese Hilfestellungen nicht auf Anhieb. Sie brauchen Geduld, um zur Ruhe zu kommen. Anfangs drei bis fünf Minuten lang. Wenn sich die Einstimmung nicht ergibt, dann machen Sie eine Pause von fünf Minuten und beginnen vertrauensvoll von neuem. Sie können das Ganze mehrmals wiederholen. Auch wenn sich das erwünschte Resultat, der Schlaf, nicht einstellt, dürfen Sie nicht verzweifeln. Denken Sie immer wieder daran, daß unser Herr den Müden Kraft gibt, daß er Sie stärken kann – auch mit wenig Schlaf.

Sie brauchen Geduld

Der Herr gibt den Müden Kraft

7. Gerhard Tersteegen hat in einem seiner Lieder sehr einfühlsam beschrieben, wie er eine schlaflose Nacht erlebt hat. Vielleicht ist es Ihnen möglich, die nachfolgenden Verse auswendigzulernen.

Die drei Strophen des „Nachtliedes", das Tersteegen

selbst als „Andacht" bezeichnete, fassen alle Gedanken, die weiter vorne besprochen wurden, noch einmal zusammen:

Nun schläfet man; und wer nicht schlafen kann,
der bete mit mir an den großen Namen,
dem Tag und Nacht wird von der Himmelswacht
Preis, Lob und Ehr gebracht: O Jesu, Amen!

Weg, Phantasie! Mein Herr und Gott ist hie;
Du schläfst, mein Wächter, nie; Dir will ich wachen.
Ich liebe Dich, ich geb zum Opfer mich
und lasse ewiglich Dich mit mir machen.

Es leuchte Dir der Himmelslichter Zier;
ich sei Dein Sternlein, hier und dort zu funkeln.
Nun kehr ich ein: Herr, rede Du allein
beim tiefsten Stillesein zu mir im Dunkeln.

4.3 Literaturangaben

Bräumer H., Ich werde für euch dasein. Der Weg aus der Krise, Breklumer Verlag 1982.
Coates, Th. J./Thoresen, C.E., Endlich wieder schlafen können, Salzburg 1982.
Dittmar, F., Schlaflos?, Heidelberg 1981.
Fricke, U., Barbiturate, Pharm. Z. 29 (1986), 1704.
Mutschler, E., Arzneimittelwirkungen, Stuttgart 1986.
Zimmer, D.E., Der Traum schlafloser Nächte. In: ZEIT-Magazin Nr. 15 und 16, 1988.

Anhang

Fragebogen
Sind Sie ein „Streßtypus"?

1. Haben Sie das Gefühl, daß der Tag nicht genügend Stunden hat, um all das tun zu können, was Sie tun möchten?

   ja ( )   nein ( )

2. Gestikulieren, gehen und essen Sie immer schnell?

   ja ( )   nein ( )

3. Werden Sie ungeduldig bei dem Tempo, mit dem die meisten Dinge vor sich gehen?   ja ( )   nein ( )

4. Sagen Sie „hm, hm, hm" oder „ja, ja, ja" zu jemandem, der mit Ihnen spricht, um ihn unterschwellig zu drängen, er möge sich doch beeilen? Neigen Sie dazu, die Sätze Ihrer Gesprächspartner für diese zu Ende zu sprechen?

   ja ( )   nein ( )

5. Werden Sie über Gebühr nervös oder sogar wütend, wenn ein Wagen in einem Tempo fährt, das Sie zu langsam finden? Macht es Sie nervös, wenn Sie Schlange stehen oder in einem Restaurant auf einen Platz warten müssen?

   ja ( )   nein ( )

6. Finden Sie es unerträglich, wenn Sie anderen bei Arbeiten zusehen müssen, die Sie selbst viel schneller erledigen können?

   ja ( )   nein ( )

7. Verlieren Sie die Geduld mit sich selbst, wenn Sie eintönige Aufgaben ausführen müssen, die zwar notwendig sind, Sie aber von der Beschäftigung mit Dingen abhalten, die Sie viel mehr interessieren?   ja ( )   nein ( )

8. Lesen Sie gern diagonal, oder lesen Sie wirklich interessante Literatur am liebsten in Kurzfassungen?

   ja ( )   nein ( )

9. Befassen Sie sich in Gedanken oder auch mal ganz real mit zwei oder mehr Dingen gleichzeitig? Denken Sie, während Sie einem anderen zuhören, an Dinge, die gar nichts mit der Unterhaltung zu tun haben? ja ( ) nein ( )

10. Wälzen Sie auch in der Freizeit oder wenn Sie sich erholen Probleme, die mit Beruf oder Familie zu tun haben?
ja ( ) nein ( )

11. Haben Sie die Gewohnheit, beim Sprechen bestimmte Worte stark zu akzentuieren, auch wenn dies vom Sinn her gar nicht nötig wäre? Haben Sie die Tendenz, die letzten Worte eines Satzes sehr viel rascher zu sagen als die einleitenden Worte?
ja ( ) nein ( )

12. Finden Sie es schwierig – ohne Rücksicht auf den Gesprächspartner –, nicht von jenen Dingen zu sprechen, die Sie besonders interessieren? Und wenn Ihnen das nicht gelingt, tun Sie dann nur so, als würden Sie zuhören, aber hängen eigentlich Ihren eigenen Gedanken nach?
ja ( ) nein ( )

13. Haben Sie fast immer ein vages Schuldgefühl, wenn Sie sich entspannen oder erholen wollen und deshalb mehrere Stunden lang oder für mehrere Tage nichts arbeiten?
ja ( ) nein ( )

14. Versuchen Sie, ständig mehr in immer weniger Zeit unterzubringen? Lassen Sie in Ihrem Zeitplan immer weniger Spielraum für unvorhergesehene Zwischenfälle?
ja ( ) nein ( )

15. Kommt es häufig vor, daß Sie während eines Gespräches die Faust ballen oder auf den Tisch hauen oder sich mit der Faust gegen die Handfläche der anderen Hand schlagen, um eine Aussage zu bekräftigen? ja ( ) nein ( )

16. Gehören schwierige, unter großem Zeitdruck auszuführende Terminarbeiten zu Ihrem Aufgabenbereich?
ja ( ) nein ( )

17. Pressen Sie häufig das Gebiß zusammen, oder knirschen Sie sogar mit den Zähnen?   ja ( )   nein ( )

18. Bringen Sie häufig Arbeit abends mit nach Hause?   ja ( )   nein ( )

19. Versuchen Sie manchmal, nicht nur Ihre eigene Leistung, sondern auch die anderer Menschen mittels einer Bewertungsskala zu erfassen?   ja ( )   nein ( )

20. Sind Sie mit Ihrem gegenwärtigen Beruf unzufrieden?   ja ( )   nein ( )

Zur Auswertung:

Jedes „Ja" zählt 1 Punkt, jedes „Nein" zählt 0 Punkte.

Zur Beurteilung im Hinblick auf den „Streß-Typus" werden vier Gruppen gebildet:

Gruppe 1: 3 Punkte oder weniger,

Gruppe 2: 4 bis 8 Punkte,

Gruppe 3: 9 bis 13 Punkte,

Gruppe 4: 14 und mehr Punkte.

Gruppe 1 ist kaum von einem Herzinfarkt bedroht.

Wenn Sie sich in der Gruppe 2 oder 3 befinden, können Sie als „wenig streßanfällig" beschrieben werden.

In der Gruppe 4 laufen Sie stärker Gefahr, einen Herzinfarkt zu erleiden, als die Angehörigen der Gruppe 2 und 3. Sie sind ein ausgesprochener „Streß-Typus" und sollten unbedingt zu Ruhe und Entspannung kommen.

Wenn Sie zur Gruppe 4 gehören, sollten Sie das Buch dringend durcharbeiten

Fragebogen
Externe oder interne
Kontrollüberzeugung?

Kreuzen Sie an, ob die nachfolgenden Aussagen Ihrer Meinung nach stimmen. Wenn nicht, dann gehen Sie zur nächsten Frage weiter.

1. a) Für viel Unglück, das einen trifft, ist man nicht selbst verantwortlich. stimmt ( )
    b) Unglück ist die Folge der Fehler, die man selbst gemacht hat. stimmt ( )

2. a) Es gibt hauptsächlich deshalb Kriege, weil sich die Menschen nicht genug um Politik kümmern. stimmt ( )
    b) Es wird immer Kriege geben, auch wenn die Menschen sich noch so sehr Mühe geben, sie zu verhindern.
    stimmt ( )

3. a) Auf lange Sicht erhält jeder Mensch die Beachtung, die er verdient. stimmt ( )
    b) Leider wird der Wert vieler Menschen nicht erkannt – auch wenn sie sich viel Mühe geben. stimmt ( )

4. a) Die Annahme, daß Lehrer ihre Schüler unfair beurteilen, ist Unsinn. stimmt ( )
    b) Die meisten Schüler merken gar nicht, wie sehr ihre Noten von Zufällen abhängen. stimmt ( )

5. a) Ohne Beziehungen kann man kein großer Führer werden.
    stimmt ( )
    b) Fähige Leute, die nicht nach oben kommen, haben ihre Möglichkeiten nicht ausgeschöpft. stimmt ( )

6. a) Wie sehr man sich auch anstrengt – es gibt immer Leute, die einen nicht mögen. stimmt ( )
    b) Leute, die es nicht schaffen, andere für sich einzunehmen, wissen nicht, wie man mit anderen Menschen umgeht.
    stimmt ( )

7. a) Ich habe oft bemerkt, daß Dinge einfach geschehen, ohne daß man etwas daran ändern kann. stimmt ( )
    b) Für mich hat es sich zumeist als besser erwiesen, wenn ich mich für ein bestimmtes Vorgehen entscheide und diesen Weg dann als Gottes Weg gehe. stimmt ( )

8. a) Wenn man als Schüler gut vorbereitet ist, kann eine Klassenarbeit selten oder nie „unfair" sein. stimmt ( )
   b) Oft haben Prüfungsfragen so wenig mit dem Lernstoff zu tun, daß es wirklich nutzlos ist, wenn man sich vorbereitet. stimmt ( )

9. a) Erfolg zu haben, ist eine Frage harter Arbeit und hat wenig oder gar nichts mit Glück zu tun. stimmt ( )
   b) Ob man eine gute Stelle bekommt, hängt hauptsächlich davon ab, ob man zur rechten Zeit am rechten Ort ist. stimmt ( )

10. a) Auch der normale Bürger kann Einfluß auf Regierungsentscheidungen nehmen. stimmt ( )
    b) Die Welt wird von ein paar Mächtigen beherrscht, der kleine Mann kann dagegen kaum etwas tun. stimmt ( )

11. a) Wenn ich etwas plane, bin ich fast sicher, daß ich es verwirklichen kann. stimmt ( )
    b) Es ist nicht immer klug, weit vorauszuplanen, weil vieles von unvorhergesehenen Umständen abhängt. stimmt ( )

12. a) Wenn ich bekomme, was ich will, so hat das wenig oder gar nichts mit Glück oder Führung zu tun. stimmt ( )
    b) Bei einer Entscheidung könnte man oft genausogut würfeln. stimmt ( )

13. a) Ob man Chef wird, hängt davon ab, ob man zufällig als erster am richtigen Ort war. stimmt ( )
    b) Es hängt von der eigenen Fähigkeit ab, ob man Leute dazu bringt, das Richtige zu tun. stimmt ( )

14. a) Bei dem, was in der Welt geschieht, sind die meisten von uns
    Opfer von Kräften, die wir weder verstehen noch kontrollieren können. stimmt ( )
    b) Man kann die Ereignisse auf der Welt beeinflussen, indem man aktiv in Politik und Gesellschaft mitwirkt. stimmt ( )

15. a) Die meisten Menschen sind sich nicht bewußt, wie wenig sie eigentlich in ihrem Leben durch eigene Kraft erreichen können. stimmt ( )

b) Ich sollte meine Entscheidungen alleine treffen. Gott hat mir dazu einen Kopf zum Nachdenken gegeben.

stimmt ( )

16. a) Man kann nur schwer wissen, ob ein anderer einen mag oder nicht.   stimmt ( )
b) Wieviel Freunde man hat, hängt davon ab, wie nett man ist.   stimmt ( )

17. a) Auf lange Sicht machen wir genauso viel gute wie schlechte Erfahrungen.   stimmt ( )
b) Die meisten Mißerfolge sind das Ergebnis von Unfähigkeit, Dummheit, Faulheit oder alles zusammen.

stimmt ( )

18. a) Wenn man sich nur genügend anstrengt, kann man die politische Korruption beseitigen.   stimmt ( )
b) Es ist schwierig zu kontrollieren, was Politiker in ihrem Amt leisten.   stimmt ( )

19. a) Manchmal kann ich nicht verstehen, wie Lehrer zu ihren Noten kommen.   stimmt ( )
b) Es gibt eine direkte Beziehung zwischen dem Arbeitsaufwand und der Note, die man bekommt.   stimmt ( )

20. a) Oft glaube ich, daß ich wenig Einfluß darauf habe, was mir passiert.   stimmt ( )
b) In meinem Leben packe ich an, plane und verlasse mich wenig auf andere Menschen.   stimmt ( )

21. a) Wenn Menschen einsam sind, dann sind sie es, weil sie nicht verstehen, freundlich zu sein.   stimmt ( )
b) Es hat nicht viel Sinn, sich anzustrengen, um den Leuten zu gefallen. Wenn sie dich mögen, mögen sie dich.

stimmt ( )

22. a) Was mit mir geschieht, kann ich beeinflussen.

stimmt ( )
b) Manchmal glaube ich, daß ich nicht genügend Kontrolle darüber habe, in welche Richtung mein Leben verläuft.

stimmt ( )

23. a) Meistens kann ich nicht verstehen, warum sich Politiker
so verhalten, wie sie es tun.   stimmt ( )
b) Auf lange Sicht sind die Leute für eine schlechte Verwal-
tung auf Bundes- und Landesebene selbst verantwortlich.
                                                       stimmt ( )

Verwenden Sie zur Auswertung den nachfolgenden Lö-
sungsschlüssel:

1 a extern	7 a extern	13 a extern	19 a extern
b intern	b intern	b intern	b intern
2 a intern	8 a intern	14 a extern	20 a extern
b extern	b extern	b intern	b intern
3 a intern	9 a intern	15 a extern	21 a intern
b extern	b extern	b intern	b extern
4 a intern	10 a intern	16 a extern	22 a intern
b extern	b extern	b intern	b extern
5 a extern	11 a intern	17 a extern	23 a extern
b intern	b extern	b intern	b intern
6 a extern	12 a intern	18 a intern	
b intern	b extern	b extern	

Wenn Sie zwischen 6 und 17 Ankreuzungen bei der externen bzw. internen Kontrollüberzeugung erreicht haben,
entspricht dies einem Mittelwert der Bevölkerung.

Sollten Sie über 16 Ankreuzungen bei der externen Kontrollüberzeugung erreicht haben, sind Sie in der Gefahr,
nach dem Konzept der „erlernten Hilflosigkeit" zu leben.
Dies könnte zu Unsicherheiten, Verspannungen und Depressionen führen. Das muß aber nicht so sein. Es ist auch
möglich, daß die hohen Werte daher rühren, daß Sie, wie
ein Kind von seinem Vater, in vollkommener Abhängigkeit von Gott leben.

Wenn Sie an den Grenzen liegen, sollten Sie „gegen-steuern"!

Sollten Sie über 16 Ankreuzungen bei der internen Kontrollüberzeugung erreicht haben, dann sind Sie ein sehr
selbständiger und sicherer Mensch. Es können sich jedoch
Verspannungen bis hin zu Depressionen einstellen, wenn
Sie merken, daß die Probleme doch nicht alle so zu lösen
sind, wie Sie vorgeplant haben.

Michael Dieterich
Depressionen
Hilfen aus biblischer
und psychotherapeutischer Sicht
72 Seiten. ABCteam Paperback. 6. Auflage

Der Wunsch, einem depressiven Menschen helfen zu wollen,
genügt allein nicht. Man muß einiges wissen. Deshalb beschreibt der Autor die möglichen Unterscheidungsformen
der Depression. Er zeigt, was Medizin und Psychotherapie an
Hilfen anzubieten haben und wo deren Grenzen liegen.
Ausführlich beschäftigt er sich dann mit der Frage, welche
Wege die Bibel zur Heilung Depressiver empfiehlt und in welcher Weise sich Seelsorge und Psychotherapie zur „biblisch-
therapeutischen Seelsorge" ergänzen können.
Im letzten Teil wird die Praxis dieser biblisch-therapeutischen
Seelsorge beschrieben. Arbeitsblätter und Bearbeitungsbo-
gen („An mir wird immer herumkritisiert" und „Meine Zufriedenheit und Traurigkeit in dieser Woche") ermutigen zu ersten konkreten Schritten. Anhand von Beispielen wird deutlich, wie man die Vergangenheit bewältigen und die Probleme
der Gegenwart lösen kann.

Als Sonderdruck erhältlich aus diesem Buch:
Hilfe bei Depressionen
Brunnen-Lebenshilfeheft. 24 Seiten. Geheftet. 6. Auflage

BRUNNEN VERLAG GIESSEN